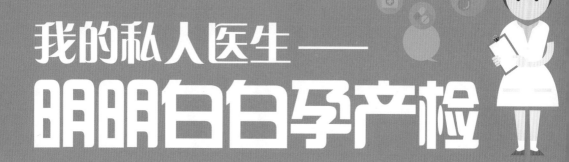

我的私人医生——
明明白白孕产检

周训华 ◎ 编著

金版文化 ◎ 绘图

U0247870

上海科学技术出版社

图书在版编目（ＣＩＰ）数据

明明白白孕产检 / 周训华编著. -- 上海 ： 上海科
学技术出版社，2019.2
　（我的私人医生）
　ISBN 978-7-5478-4290-4

　Ⅰ．①明… Ⅱ．①周… Ⅲ．①孕妇－妇幼保健－基本
知识②产妇－妇幼保健－基本知识 Ⅳ．① R715.3

中国版本图书馆 CIP 数据核字（2019）第 004319 号

内容提要

从备孕期到产褥期，孕妈妈需要做大大小小、各种各样的检查，除了为自身健康着想之外，也为了胎宝宝的发育成长保驾护航。本书解读了这段时间常见检查的结果，用通俗易懂的语言告诉读者报告单上的医学术语和箭头符号的意义。

此外，本书还特设了专家答疑栏目，分析每个阶段孕妈妈和胎宝宝可能出现的问题，也涵盖了准爸爸应该参与的内容，可谓是一位孕产家庭的"私人医生"。

我的私人医生——明明白白孕产检

周训华 编著　　　金版文化 绘图

上海世纪出版（集团）有限公司
上海科学技术出版社　出版、发行
（上海钦州南路 71 号 邮政编码 200235 www.sstp.cn）
上海中华商务联合印刷有限公司印刷
开本 787×1092 1/16 印张 12
字数 200千字
2019年2月第1版 2019年2月第1次印刷
ISBN 978-7-5478-4290-4/R·1758
定价：48.00元

前言 Preface

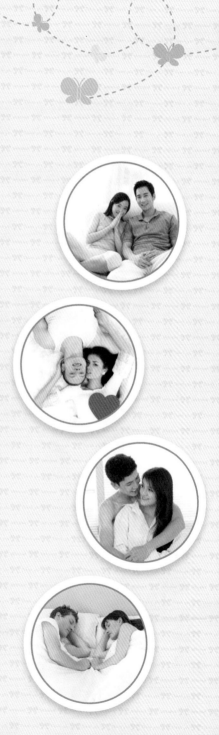

面对医生开列的一长串检查，拿着大大小小的检查报告单，看着上面各式各样的英文和数值，你是不是感到晕头转向、不知所云？相信这是很多准爸妈都曾碰到过的状况。

产检是了解胎宝宝发育状况的主要途径，检查项目是按照胎儿发育和母体生理变化特点制定的，孕妈妈做产检可以观察胎宝宝的成长动态和自身变化，发现问题及时治疗，及早解决，为顺利生产和胎宝宝健康成长提供有力保障。本书以备孕期、孕早期、孕中期、孕晚期、产褥期为时间线，为读者清晰解读各个不同时期的检查要点，方便孕妈妈了解，做到心中有数。

《我的私人医生——明明白白孕产检》专门为读者解读重点检查的报告单，告诉读者报告单上的术语和数值都代表了什么，什么结果表明胎宝宝正常，哪些异常的数值需要警惕等，让孕妈妈不再迷茫。

本书还专门写了每个阶段孕妈妈可能面临的突出问题，请专家提供建议和指导，如备孕期如何提高受孕概率、孕早期的血型问题、孕中期怎么监测胎动、孕晚期如何预防早产等。

最后，为了让准爸爸也参与进来，增加参与感和加快角色转变，我们为准爸爸们提供了很多贴心温暖的建议，让每一个丈夫都能成为暖心准爸爸。

孕产检大事记

孕前检查
孕前 3~6 个月

检查目的： 为怀上优质宝宝。

需要检查的项目： 男、女生殖系统检查，血常规，尿常规，染色体检查，肝功能和肾功能，血压；女性妇科检查，TORCH检查（弓形虫、风疹病毒、巨细胞病毒、单纯疱疹病毒及其他），身高，体重；男性精液分析。

备查项目： 腹腔镜检查，B 型超声检查，性交后试验，输卵管通畅检查，宫颈造影检查，激素检查，遗传筛查。

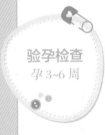

验孕检查
孕 3~6 周

检查目的： 明确怀孕，排除异常妊娠。

需要检查的项目： 血压，体重，尿检验孕或抽血验孕，监测血HCG（人绒毛膜促性腺激素）及黄体酮上升情况。

备查项目： B 型超声检查。

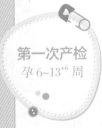

第一次产检
孕 6~13^{+6} 周

检查目的： 评估孕妈妈身体条件是否适合怀孕，排除胎宝宝发育畸形。

需要检查的项目： 血压，体重，B 型超声检查，血常规，尿常规，血型（ABO 和 Rh），空腹血糖，肝功能和肾功能，乙型肝炎病毒表面抗原，梅毒螺旋体和 HIV（艾滋病病毒）筛查，心电图等。

备查项目： 丙型肝炎病毒（HCV）筛查，地中海贫血检查，微量元素检查，早期唐氏筛查，甲状腺功能检查，宫颈细胞学检查，宫颈分泌物检测淋球菌、沙眼衣原体和细菌性阴道病的检测，妊娠 11 ~ 13^{+6} 周 B 型超声测量胎儿 NT（颈部透明带）厚度。

检查目的：检查胎宝宝的发育情况和孕妈妈的身体状况，排除胎宝宝神经管缺陷。

需要检查的项目：血压，体重，宫底高度，腹围，胎心率，唐氏筛查（妊娠中期非整倍体母体血清学筛查）。

备查项目：无创 DNA（脱氧核糖核酸）检查，羊膜腔穿刺进行胎儿染色体检查。

第二次产检
孕 14 ~ 19^{+6} 周

检查目的：检测孕妈妈身体状况和胎儿发育情况，检查胎宝宝体表及内在器官组织是否有畸形。

需要检查的项目：血压，体重，宫底高度，腹围，胎心率，B 超大排畸（胎儿系统 B 型超声筛查），血常规，尿常规。

备查项目：宫颈评估（B 型超声测量宫颈长度）。

第三次产检
孕 20 ~ 23^{+6} 周

检查目的：检测孕妈妈身体状况和胎儿发育情况，排查孕妇出现糖尿病的可能。

需要检查的项目：血压，体重，宫底高度，腹围，胎心率，妊娠糖尿病筛查（75g 口服葡萄糖耐量试验），血常规，尿常规。

备查项目：抗 D 滴度复查（Rh 阴性者），宫颈阴道分泌物 fFN（胎儿纤维连接蛋白）检测。

第四次产检
孕 24 ~ 27^{+6} 周

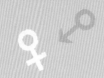

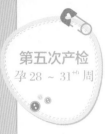

第五次产检
孕 28 ~ 31^{+6} 周

检查目的：检测胎宝宝在宫内的情况，了解孕妈妈身体状况。

需要检查的项目：血压，体重，宫底高度，腹围，胎心率，胎位，产科 B 型超声检查，血常规，尿常规。

备查项目：B 型超声测量宫颈长度或宫颈阴道分泌物 fFH 检测。

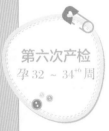

第六次产检
孕 32 ~ 34^{+6} 周

检查目的：排除妊娠高血压风险，检测孕妈妈身体状况和胎位是否正常。

需要检查的项目：血压，体重，宫底高度，腹围，胎心率，胎位，血常规，尿常规，无应激试验（NST）检查（34 周开始）。

备查项目：肝功能、血清胆汁酸检测（主要对象为孕 32 ~ 34 周，怀疑妊娠肝内胆汁淤积症的孕妇），妊娠高血压风险评估。

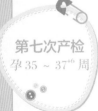

第七次产检
孕 35 ~ 37^{+6} 周

检查目的：检查孕妈妈和胎宝宝健康状况。

需要检查的项目：血压，体重，宫底高度，腹围，胎心率，胎位，血常规，尿常规，NST 检查（每周 1 次），B 族链球菌（GBS）筛查（35 ~ 37 周），阴道拭子检查，骨盆测量。

备查项目：心电图复查（高危者），水肿检查。

检查目的：临近分娩，确认分娩方式，监测胎宝宝状况。

需要检查的项目：血压，体重，宫底高度，腹围，胎心率，胎位，妇科内检（阴道检查、肛门检查），NST 检查（每周 1 次），宫颈检查（Bishop 评分）。

备查项目：产科 B 型超声检查评估分娩方式。

第八次产检
孕 38～40 周

检查目的：检查产妇及新生儿健康状况。

需要检查的项目：产妇血压，外阴检查，乳房检查，B 型超声检查；新生儿出生评估，新生儿听力筛查，黄疸检查，新生儿血液检查。

备查项目：妊娠并发症特殊检查。

出院前检查

检查目的：了解产后身体恢复情况和宝宝生长发育情况。

需要检查的项目：产妇血压，体重，血常规，尿常规，盆底检查，妇科内诊，乳房检查，腹部检查，B 型超声检查；宝宝身长、体重、头围和胸围测量，神经系统检查，心肺检查，脐部检查。

备查项目：乳钙水平测定，宝宝微量元素测定。

产后 42 天
检查

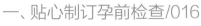

目录 Contents

Chapter 1

备孕期，保证优生优育是关键

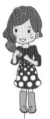

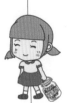

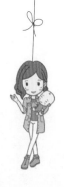

Chapter 2　孕早期，
精心呵护胎宝宝

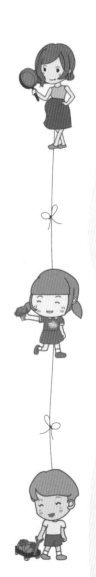

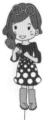

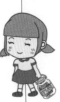

Chapter 3

孕中期，
别做糖妈妈

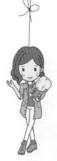

一、母体与胎儿的变化/090

二、贴心制订产检日程/092

三、我的孕中期产检记录/106

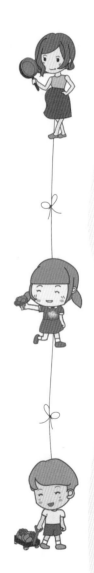

Chapter 4
孕晚期，
等候天使的降临

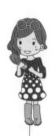
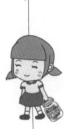
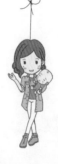

Chapter 5　产褥期，保障母婴健康

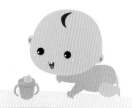

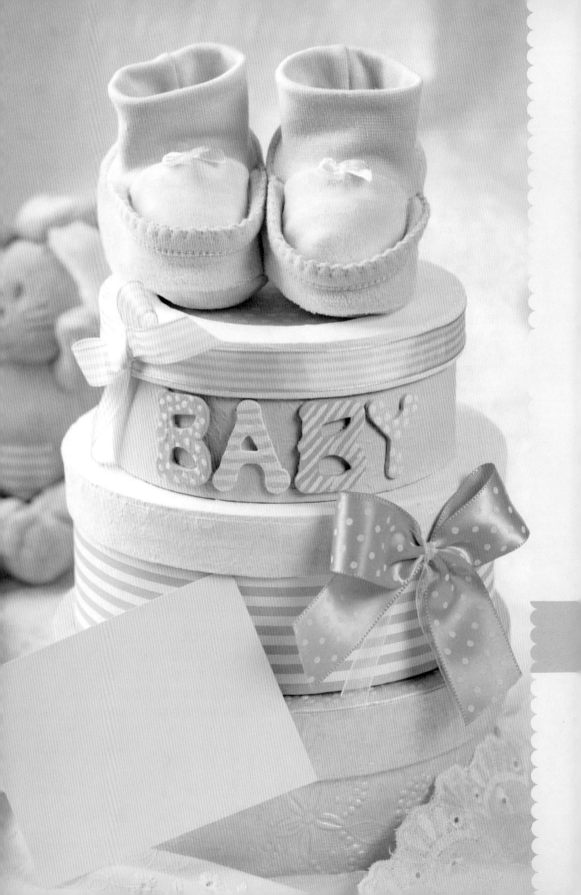

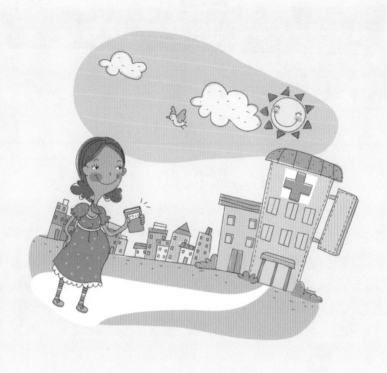

Chapter 1

备孕期，保证优生优育是关键

有备自然有好"孕"。孕前准备是优生优育的关键，备孕夫妻要提前了解孕前知识，重视孕前检查，改掉一些生活中的不良习惯，保证身体健康，并做好充分的心理准备，通过科学的手段增加受孕概率，用最佳的状态迎接宝宝的到来。

一、贴心制订孕前检查

孕前检查是优生优育的重要条件，夫妻双方通过了解自己的身体状况，然后对症调理或治疗，才能顺利怀上健康的宝宝。

孕前3～6个月开始做检查

孕前检查是指夫妻准备生育之前到医院进行的身体检查，它不同于常规体检，也不同于婚前检查，主要是针对生殖系统以及与之相关的免疫系统、遗传病史等所做的检查。如果孕前检查的各项指标均为合格，此时就是适合孕育宝宝的时机；如果检查结果有问题，那么备孕夫妻就要及时采取治疗措施，调养好身体，再计划怀宝宝。

具体来说，孕前检查能减少影响受孕的因素、避免新生儿有遗传疾病或出生缺陷，对于患有肝炎、心脏病、肾脏病以及高血压等疾病的备孕女性来说，还能根据其病情的轻重缓急，考虑能否承受孕产的全过程，选择最佳的受孕时机。

一般建议备孕夫妻在孕前3～6个月开始做孕前检查，一旦发现问题，有充足的时间进行干预和治疗，并留出时间调整饮食和接种疫苗等，为孕育健康宝宝打下良好的身体基础。

备孕夫妻要选择正规的医疗机构做孕前检查，具体的收费因各地方以及医院等级的不同而有所差异。挂什么科可以提前向医院咨询，因为不同的医院，科室名称会有不同，直接说明做孕前检查，就可以得到相应的挂号指导了。有的医院设有优生优育科，检查就更方便了。

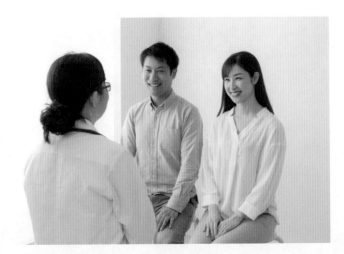

孕前女性的检查项目

检查项目	检查内容	检查目的	检查时间
血常规	常规血液学检查	了解有无贫血及其他血液系统疾病	孕前3个月
尿常规	检查尿液颜色、酸碱度，细胞检查、管型检查、蛋白质检查、比重检查等	了解肾脏状况，确认有无泌尿系统感染、肾脏疾病，判定是否可以妊娠、分娩	
肝肾功能	包含肝功能和肾功能、乙型肝炎病毒等项目	了解有无肝肾疾病，若有尽快治疗，以免孕期加重，影响母婴健康	
血型检查	ABO 血型、Rh 血型	了解备孕夫妻双方血型，预测是否会发生母婴血型不合	
染色体检查	检查遗传性疾病	预测染色体疾病遗传给后代的风险	孕前3个月，月经周期刚结束的时候检查
生殖系统检查	子宫及其附件	了解输卵管内是否有积水、肿物，是否有子宫畸形、子宫肌瘤及子宫腺肌病，卵巢内是否有肿物等	孕前半年
妇科内分泌检查	促卵泡激素、黄体生成素等	月经不调等卵巢疾病的诊断	
口腔检查	检查牙齿是否清洁，是否有牙龈病或牙周炎等	去除牙菌斑，消除牙龈炎症，避免孕期牙病治疗对胎儿的影响	
白带常规	筛查滴虫、真菌、支原体或衣原体感染、阴道炎症，以及淋病、梅毒等性传播性疾病	了解是否有妇科疾病，如患有性传播疾病，最好先彻底治疗，然后再怀孕	孕前任何时间

育前男性的检查项目

检查项目	检查内容	检查目的	检查时间
血常规	常规血液学检查	了解有无贫血、血小板减少等血液病	孕前3个月
尿常规	检查尿液颜色、酸碱度、细胞检查、管型检查、蛋白质检查、尿比重检查等	了解肾脏状况，确认有无泌尿系统感染、肾脏疾病和糖尿病	
肝功能	肝功能检查目前有大小功能两种，大肝功能除了乙肝全套外，还包括血糖、胆质酸等项目	检查肝功能是否受损，是否有急（慢）性肝炎、肝癌等肝脏疾病的初期症状	
染色体检查	检查遗传性疾病	预测染色体疾病遗传给后代的风险	
生殖系统检查	检查阴茎、尿道、前列腺、睾丸、精索等	看是否存在影响生育的生殖系统疾病，如是否存在隐睾、睾丸炎，是否患有梅毒、艾滋病等影响生育的一系列疾病	孕前半年
精液检查	检查精子一般性状、精子存活率、精子活动力、精子计数、精子形态等	看男性的精子是否健康、精子成活率如何、是否能达到怀孕的要求，这是实现怀孕的先决条件	
体格检查	运动史和疾病史、形态指标测量、生理机能测试、身体成分测定	了解男性的身体形态特点、发育程度、健康状况、机能水平的各种准确信息	孕前任何时间

优生检查

优生优育是每一对备孕夫妻的共同目标，除了以上孕前女性和男性的基础检查项目之外，为了确保将来出生的宝宝各方面身心健康，更好地达到优生优育的目标，备孕夫妻还可以根据自身条件选择做以下优生检查项目。

TORCH 检查（优生五项病原微生物检查）

TORCH 可检查女性体内是否存在几种病原体，分别指弓形虫、风疹病毒、巨细胞病毒、单纯疱疹病毒及其他。本检查常作为妇女怀孕期生殖道感染的常规检查项目，建议夫妻双方在计划怀孕前 3 ~ 6 月进行 TORCH 检查。

人乳头瘤病毒检查

人乳头瘤病毒（HPV）是一种嗜上皮性病毒，HPV 感染宿主后，会在孕期加重，增加患宫颈癌的风险。而且，在生产时，若新生儿接触了被 HPV 污染的羊水，则有可能也被感染。故备孕女性若感染此类病毒，暂时不宜怀孕。

宫颈涂片检查

指从子宫颈部取少量的细胞样品，放在玻璃片上，然后在显微镜下研究是否异常的检查，该检查可以有效预测宫颈癌的发生。检查最好安排在非月经期进行，计划检查前 24 ~ 48 小时不要冲洗阴道或使用置入阴道的栓剂，也不要进行阴道内诊检查。

遗传性疾病筛查

此筛查备孕夫妻都要做。有些疾病是可遗传的，如镰状细胞症、囊肿性纤维化、智力残疾、肌肉萎缩症等，有家族遗传病史、习惯性流产史等的备孕夫妻尤其要重视该筛查。

确定不孕不育症的检查

该检查也需要夫妻双方一起做，造成不孕不育的原因很多，可以通过此检查判断具体的病因，以帮助备孕期夫妇有针对性地进行孕前调养。

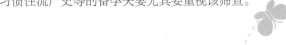

二、我的孕前检查记录

检查实记

女性孕前检查

☐ 血常规　☐ 尿常规　☐ 肝功能

☐ ABO 溶血　☐ 染色体检查　☐ 生殖系统检查

☐ 口腔检查　☐ 妇科内分泌　☐ 白带常规

男性育前检查

☐ 血常规　☐ 尿常规　☐ 肝功能　☐ 染色体检查

☐ 生殖系统检查　☐ 精液检查　☐ 体格检查

优生检查

☐ TORCH 检查（病原微生物检查）　☐ 人乳头瘤病毒检查

☐ 宫颈涂片检查　☐ 遗传性疾病筛查　☐ 确定不孕不育症的检查

（PS：在做过的检查前的"☐"内打"√"）

医生交代的事情

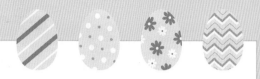

备孕妈妈心语

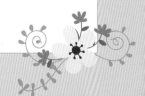

三、私人医生知心话：提高受孕概率有方法

要想提高受孕概率，夫妻双方除了要做好孕前检查之外，在过性生活和日常生活细节、心理调适等方面也要引起足够的重视，掌握下列技巧可以更顺利地怀上健康的宝宝。

选择适宜的受孕时机

想要生一个健康聪明的宝宝，选好受孕时机十分重要。适宜的受孕时机主要受年龄、季节与性交时间的影响，备孕夫妻可以根据自身的条件参考以下内容。

年龄

科学研究表明，男性的适宜生育年龄为 30 ~ 35 岁，女性为 23 ~ 30 岁。这是因为男性精子质量在这一时期达到高峰，一旦过了 35 岁，体内的雄激素开始衰减，平均每过 1 年其雄激素的分泌量就下降 1%。如果男性年龄过大，精子的基因突变率也会提高，精子的数量和质量都得不到保证。23 ~ 30 岁的女性全身发育完全成熟，卵子质量高，能为胎儿创造一个良好的孕育环境。

季节

春季和夏末秋初是适宜的受孕时机，即 3 ~ 4 月和 7 月下旬 ~ 9 月上旬。春季气候温和适宜，日照充足，备孕女性的饮食起居易于调适，风疹病毒感染和呼吸道传染病较少流行。夏末秋初气候温暖舒适，备孕女性的睡眠、食欲不受影响。此时怀孕，预产期是次年的春末夏初，气候温和，有利于产后新妈妈的身体康复和乳汁分泌。

性交时间

性交时间在排卵期，受孕概率较高。排卵前过早性交，精子在生殖道里停留时间过长，会影响精子的质量；排卵后过迟性交，卵子等待时间过久，会影响卵子的质量，不利于优生。

自测排卵期

准备怀孕的女性，前期需要做很多准备工作。其中，掌握正确的排卵期，才能把握受孕概率较高的性交时间，从而轻松怀孕。

首先，从了解排卵开始。女性排卵的时间约在月经周期的中间，此时卵泡突向卵巢表面，最后卵泡破裂，卵子排出，随即被位于附近的输卵管末端吸入输卵管，在纤毛的推动下向子宫移动，一般在输卵管的外 1/3 部位，即靠近卵巢的部位与精子相遇而受精。

推算排卵期主要有以下 4 个方法，可供备孕女性参考。

💗 月经周期推算法

大部分女性在下次来月经前 2 周左右（12 ~ 16 天）排卵，因此可以根据自己的月经周期规律推算排卵期。

💗 排卵试纸预测法

首先确定自己的月经周期，即从每次月经的第 1 天到下次月经的第 1 天的天数，从月经周期第 11 天开始，用排卵预测试纸测试，每天 1 次，可以自己在家测试，方便有效。

💗 观察宫颈黏液法

月经结束后，宫颈黏液一般较为黏稠，且量少，甚至没有黏液，此时被称为干燥期，提示非排卵期。月经周期中期，随着内分泌的改变，宫颈黏液增多而稀薄，此即湿润期。越是接近排卵期，黏液越清亮滑润而富有弹性，如同鸡蛋清状，拉丝度高，且不易拉断，提示此时为排卵期。

💗 基础体温自测法

基础体温指的是未运动、未进食、无精神活动时的体温。一般来说，在女性排卵后的第二天，体温会升高 0.3 ~ 0.5℃，被称为高温期，可维持 12 ~ 16 天。备孕女性可以在每天清晨测量自己的体温 5 分钟，记录下来并观察体温的变化，以此自测排卵期。这种方法持续时间较长，一般为 2 ~ 3 个月。

养成健康的生活习惯

健康的生活习惯在备孕过程中起着潜移默化的作用，无论是备孕女性还是备育男性，从计划怀孕的那一刻起，就应在日常生活中注意细节，改变不良习惯，调整生活节奏，才能为孕育宝宝做好充分的身体准备。

加强锻炼

孕育前，夫妻双方应制订一个科学的锻炼计划，以提高身体的耐久性，增强力量和柔韧性，提高精子和卵子的质量。备孕期适宜的锻炼项目有慢跑、散步、爬山、游泳、做健美操、练瑜伽、骑自行车、打太极拳等，建议从孕前 3 个月开始加强锻炼，夫妻可以一起锻炼，每天最少运动 30 分钟。

戒烟戒酒

计划怀孕的夫妻如果有吸烟、饮酒的嗜好，最好提前 1 个月戒烟、戒酒。因为烟草中的尼古丁和酒中的酒精都会损害生殖细胞，降低精子和卵子的质量，甚至引起胎儿畸形。

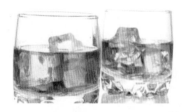

保持适当的性生活频率

很多人误以为性生活频率越高越容易怀孕，其实这是不科学的。性生活频率过高，会使精液量减少和精子密度降低，精子活动率和生存率显著下降，从而导致受孕概率降低。因此，想要提高受孕的概率，夫妻双方应保持适当的性生活频率，建议控制在一周 3 次左右。

拒绝熬夜

保证充足的睡眠，使身心得到休养，为自己创造一个舒适的睡眠环境，也是备孕的重要条件之一。因此，应拒绝熬夜，早睡早起，保证优质睡眠。

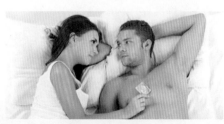

不穿紧身衣裤

紧身衣裤会束缚身体，对于男性来说，会使阴囊长期被挤压，温度得不到调节；对于女性而言，则会在子宫及输卵管四周产生极大的压力，增加不孕的概率。

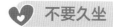 **不要久坐**

久坐会影响睾丸的散热功能与身体的血液循环，使睾丸局部温度增加，从而影响精子的生成；久坐还会导致女性淋巴或血行性栓塞，使输卵管不通。

少蒸桑拿

蒸桑拿和穿紧身衣裤一样，会使男性阴囊温度过高，使生精出现障碍，并能影响精子的质量。建议备育男性在计划"造人"前3个月远离桑拿等高温环境。

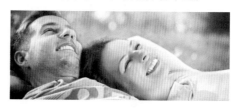

调整心态，积极迎接新生命

孕前调整心态，做好心理准备，是积极迎接新生命的重要举措。所谓孕前心理准备，就是指备孕夫妻应在心理状态良好的情况下完成受孕过程。凡是双方中有任何一方受到较强的负面情绪，如心绪不佳、苦闷忧郁或夫妻之间关系紧张、矛盾不断等，都会对受孕或将来的胎儿产生不利的影响。备孕夫妻可以尝试着用以下方法调整自己的心态，转移不良情绪。

- 多跟朋友、家人、医生沟通，及时反映自己的情况。

- 夫妻之间经常谈谈心，加强沟通，促进感情。

- 做做运动，如瑜伽、散步、爬山等，强身健体，放松身心。

- 听听舒缓的轻音乐，看看美术展览等，陶冶情操。

- 有条件时还可以适当地去旅游度假。

- 必要时要找心理医生咨询，进行相应的心理辅导。

四、贴心医生答疑时间

关于备孕，你是否还有很多疑惑需要解答？这里有贴心医生的专业指导，帮你解决备孕过程中的小问题，助你轻松孕育健康宝宝。

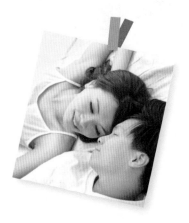

Q 一直在吃避孕药，停药多久才能要宝宝

平时一直在吃避孕药的女性，最好在停止服用避孕药后，经专家确认身体状况适合怀孕了再怀孕。一是因为口服避孕药属于激素类避孕药，其生理效能比人体内的天然激素强许多倍，如果停了药就怀孕，可能造成新生儿的某些缺陷。二是部分口服避孕药的吸收代谢时间较长，经肠道进入体内后，在肝脏代谢储存，在停药后可能需经数月才能完全排出体外。

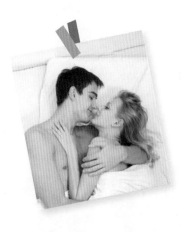

Q 备孕多久怀不上要去看不孕不育

不孕不育症的诊断在时间上是有明确规定的。备孕夫妻在没有采取任何避孕措施的前提下，规律地进行性生活，如果1年内未怀孕，即可考虑是否患上了不孕不育症，要去相关的医院进行进一步的检查和诊断。需要注意的是，孕育生命是男女共同完成的，因此夫妻双方都要做相关的检查。

Q
一胎顺利，二胎一定会顺利怀上吗

随着国家"二胎政策"的推行，越来越多的夫妻开始把生二胎提上了日程。很多人以为一胎顺利，二胎也会成功怀上。殊不知，随着年龄的增长，夫妻双方的身体可能会发生一些变化，而且，如果第一胎的女性产后护理没有做好，输卵管、子宫、卵巢等生殖系统问题丛生，卵子的质量和数量受到影响，也会增加备孕二胎的难度。因此，建议准备要生二胎的夫妻，在怀孕之前去正规医院进行全面的孕前检查，对自己的生育能力进行科学评估，排除不利因素，增加顺利受孕的概率。

Q
什么是高危妊娠

高危妊娠是指妊娠期存在一些对母婴不利的因素或合并症，构成了对分娩或母婴安全的较大危险。一般来说，年龄小于 18 岁或大于 35 岁的孕妇都属于高危妊娠人群。另外，既往有不良产史、Rh 阴性血型、子宫颈口关闭不全，以及本次妊娠为多胎、先露异常、羊水过多、过期妊娠、重度妊娠高血压综合征等也属于高危妊娠。高危妊娠会增加围产期母婴死亡率，因此备孕女性务必要引起高度重视，做好产前检查，与医生密切配合，以期安全度过妊娠期和分娩期，顺利诞下健康的宝宝。

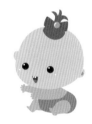

Q
哪些情况需要延缓受孕

存在以下几种情况的女性，应适当延缓受孕时间，避免对自身和胎儿造成不良影响：大量饮酒后的女性要过 20 天后再怀孕；经 X 线照射后的女性过 4 周后怀孕较为安全；上节育环者取环后要有 2 ~ 3 次正常月经后再怀孕；人流、早产者至少要等 3 个月后再怀孕；口服避孕药者停药后最好在医生确认身体状况适合怀孕后再怀孕；有过剖宫产者和葡萄胎史者在手术两年后怀孕比较好。

Q 为什么要提前半年治好牙病

据统计，80% 的女性在孕期容易出现牙周病和其他牙齿疾病，如牙痛、牙龈炎、牙龈出血及龋齿等。牙病不仅会影响孕妇的身体健康，严重的还会导致胎儿发育畸形，甚至造成流产或早产。而且，一旦患上这些孕期牙病，无论是治疗手段还是用药方面都有很多禁忌。因此，备孕女性应在怀孕前 6 个月去做口腔检查，防患于未然。如果没有牙齿问题，只要在怀孕前去医院洗洗牙就可以了，如果有牙齿疾病，应尽早治愈。

Q 准备怀孕前女性长期患病怎么办

如果备孕女性长期患有某种疾病，如糖尿病、癫痫或甲状腺功能亢进等，且目前尚在治疗当中，在打算怀孕之前，应先去医院进行咨询，请医生对当前的身体状况进行综合评估，判断此时是否适合怀孕、是否需要更换治疗过程中所用的药物、停用药物，以减少对胎儿的影响以及对受孕不利影响等。

Q 检查出轻微贫血怎么办

备孕女性如果在孕前检查中确诊为贫血，应积极配合医生，查清贫血的原因和贫血程度，并采取相应的措施调理。造成贫血的原因有很多，常见的有缺铁性贫血和巨幼细胞贫血。一般来说，轻微贫血可以通过日常饮食来改善，如果是缺铁性贫血，建议补铁和多吃些具有补血功能的食物，如瘦肉、动物肝脏、动物血、绿叶蔬菜、蛋类、豆制品等。巨幼细胞贫血主要是由于营养不良、缺乏叶酸而引起的，平时要注重饮食营养，多吃叶酸含量高的食物，如动物肝脏和肾脏、绿叶蔬菜、鱼、蛋、豆制品、坚果等，也可以在医生的指导下服用叶酸制剂。

Q

孕前需要接种疫苗吗

并不是所有疫苗都要在孕前接种，也不是所有备孕女性都需要注射疫苗。备孕期应先去医院做相关检查，在医生的指导下注射相关疫苗。一般来说，孕前需要提前注射的疫苗主要有风疹疫苗、乙肝疫苗以及流感疫苗等。因为这些疫苗在体内产生抗体所需要的时间比较长，一旦怀孕，为避免胎宝宝发生宫内感染，就不宜再接种了。其中，风疹疫苗主要是为了预防胎儿感染风疹病毒的，应提前3个月注射。乙肝疫苗是为防止乙肝病毒通过胎盘传染给宝宝而注射的，需要接种3针，即从第1针开始算起，在此后一个月时注射第2针，在六个月时注射第3针，历时长达半年之久，建议提前11个月开始注射，能有效预防胎宝宝成为乙肝病毒携带者。

Q

优生需要避开哪些不良的工作环境

要想达到优生优育的目标，环境起着潜移默化的作用，而工作环境是其中的重要组成部分。无论是备孕女性还是备育男性，从计划怀孕时起，就应主动避开那些不良的工作环境，为孕育优质宝宝创造良好的条件。一般来说，应远离这些工作岗位：受放射线辐射的工作；容易使人疲劳的高强度工作；经常抬举重物的工作；震动或冲击能波及腹部的工作；需要长时间站立的工作；在室温过高或过低的地方作业的工作以及接触有刺激性物质或有毒化学物质，如铅、汞、锌、铜、镉、苯、汽油、氯乙烯、农药、麻醉剂、杀虫剂等的工作。需要注意的是，如果人和这些有害物质接触时间过久，体内的残留量一般在停止接触后6个月到1年时间才能基本消除，因此受孕时要注意把握时间。

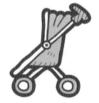

要实现优生，性生活的质量是非常重要的，备孕夫妻应引起足够的重视。有研究表明，女性在达到性高潮时，阴道充血，阴道口变紧，阴道深部皱褶伸展变宽，便于储存精液。同时，平时坚硬闭锁的子宫颈口松弛张开，宫颈口黏液栓变得稀薄，使精子更容易进入，再加上阴道的分泌物增多，分泌物中的营养物质如氨基酸和糖等含量增加，使阴道中精子的运动能力增强，而性快感与性高潮又促进了子宫收缩和输卵管蠕动，利于精子上行，成千上万的精子经过激烈的竞争，与卵子结合成高质量的受精卵，实现优生优育。备孕夫妻可以借助浪漫的灯光，用恩爱的神情、温柔的触摸、亲昵的拥抱以及甜蜜的接吻等，将浓浓的爱意传递给对方，使感情得到升华，有利于性生活的和谐。

Q

为什么优生要重视性生活的质量

Q

备孕期需要开始补充叶酸吗

叶酸是一种水溶性的 B 族维生素，能为胎儿提供细胞分裂过程中所必需的营养物质，具有调节胚胎神经细胞发育、促进胎儿脑部发育以及预防新生儿贫血的作用。叶酸还能提高孕妈妈的身体抵抗力，预防妊娠高血压等。目前已经证实，孕妇孕早期缺乏叶酸是导致胎儿神经管畸形的主要原因，包括无脑儿及脊柱裂。此外，新生儿患先天性心脏病及唇腭裂也与孕妈妈缺乏叶酸有关。而女性在怀孕以后，随着胎儿和胎盘的形成与发育，细胞生长、分裂旺盛，对叶酸的需求量大大增加，可达正常成年人的两倍以上。因此，建议女性从备孕期开始补充叶酸，每天应补充 400 微克左右。富含叶酸的食物包括动物肝脏、豆类、深绿色蔬菜、坚果、柑橘类等。

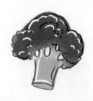

Q

饲养小动物对备孕有影响吗

现在很多家庭都喜欢养宠物，殊不知，猫、狗等小动物身上一般都会有一种寄生虫，叫做弓形虫。这种虫是肉眼看不到的，一旦人体被感染，就会引起弓形虫病。备孕期间饲养小动物，可能会使女性感染该疾病，病原体通过胎盘感染胎宝宝，将直接影响胎宝宝的健康发育，常导致流产、胎儿畸形，甚至死胎。因此，建议家中饲养小动物的备孕夫妻，备孕前将宠物长期寄养或送给亲友。

Q

宝宝的性别是如何决定的

正常人体体细胞的细胞核里都有23对（46条）染色体，其中22对（44条）是常染色体，与性别无关，决定其他的遗传性状，另外1对（2条）染色体属于性染色体，决定性别。性染色体分为X染色体和Y染色体两种，男性体细胞中的一对性染色体分别是X和Y，即XY型；女性体细胞中的一对性染色体两个都是X，即XX型。生殖细胞中，精子和卵子所含的染色体数量是体细胞的一半，即23条染色体。女性产生的卵子中只有一种性染色体，即X染色体，男性产生的精子中则有两种性染色体，即X染色体或Y染色体，各占一半。当带有X染色体的精子与卵子结合时，受精卵所带的性染色体即为XX型，宝宝为女性；当带有Y染色体的精子与卵子结合时，受精卵所带的性染色体即为XY型，宝宝为男性。男子一次射精所产生的精子数量可达几亿之多，究竟是带X染色体还是带Y染色体的精子与卵子结合，具有偶然性，并不受人的意愿控制，因此，生男生女的概率都是50%。

五、教你做暖心备育丈夫

要做暖心爸爸，首先要做一个暖心好丈夫。无论是孕前夫妻双方的检查，还是备孕过程中的疾病治疗、去医院进行相关咨询等，都需要备育爸爸贴心配合和温馨提醒。为了家庭的幸福和下一代的聪明健康，从现在开始做起吧！

备育检查好好配合

只有在检查前做好准备工作，才能如实反映自己的身体状况，保证检查的正常进行和检查结果的准确性，并以此为依据进行合理的调整和规划，顺利受孕。男性备育检查，需要注意以下事项。

- 检查前 3 ~ 5 天不要过性生活。
- 检查前 3 天不要抽烟、喝酒。
- 检查前 3 天忌吃油腻、高糖食物。
- 检查前 1 天应洗澡，保证身体的清洁。
- 检查前 1 天确定好医院和路线、时间等。

要好好配合育前检查工作，除了前期的准备工作，备育男性在检查过程中，还应特别注意不要忽略病史陈述。病史是医生判断检查者健康现状的重要参考依据，病史陈述要求尽量做到客观、准确，重要疾病不可遗漏。如果自己记不住所服用药物的名称，可以把药盒带给医生辨认。

另外，孕前检查项目不可因为怕麻烦或省钱而随意舍弃，对于备育男性来说，除了前面介绍的 7 项检查项目外，还可以根据个人的情况或医生的建议选择做进一步的检查，如前列腺液检查、内分泌检查、多普勒超声检查、X 线检查、免疫学检查、睾丸活检等。

小贴士：

备育二胎的男性应注意监测自己的血压、血糖情况，因为随着年龄的增长，人体血管内皮损害程度可能会加重，影响精子的质量。

积极治疗生殖系统疾病

对于备育男性来说，在配合医生做好备育检查的过程中，如果检查出自己有任何生殖系统疾病，一定要积极治疗，如此，才能做一个合格的暖心好丈夫。

在男性生殖器官中，睾丸是生产精子的"工厂"，附睾是储存精子的"仓库"，输精管是输送精子的"交通枢纽"，精索动脉和静脉是后勤供应的"运输线"，前列腺液则是运送精子必需的"润滑剂"。这一系列环节是紧密相连的，如果其中任何一个环节出现问题，都会影响精子的产生和运输。备育男性应积极治疗生殖系统疾病，保证精子的质量和数量。在众多疾病中，梅毒、淋病等性病会影响精子的生成、发育和活动能力；前列腺炎、精索静脉曲张、结核等疾病则会造成男性不育，需积极配合医生，尽早治疗。

提醒备孕妻子孕前检查的注意事项

同备育男性的育前检查相比，备孕女性所做的孕前检查项目更多、更繁琐，因此更要做好充分的准备，其意义和作用与备育男性的育前检查准备是一致的，都是为了如实反映身体状况，保证检查的正常进行和结果的准确性，以使自己顺利怀上健康的一胎。备育男性要发挥自己的暖心作用，在做检查前及时提醒备孕女性注意以下事项。

检查时间

备育男性需在夫妻准备怀孕前 3 ~ 6 个月提醒备孕女性，去相关医院进行检查，以便在发现异常或不适合怀孕的问题时，能够及时解决。

避开经期

一般来说，医生会建议女性在月经结束后 2 ~ 7 天进行孕前检查，因为有些检查需要避开经期，如排卵检测、阴道分泌物化验等。

清淡饮食

在孕前检查的前 3 ~ 5 天，饮食需要清淡，尤其应注意不要吃动物血和动物肝脏等含铁量较高的补血食物，因为这些食物会干扰血液检查的结果。

忌性生活

备育男性要注意，在准备去医院进行孕前检查的前3天内不要和备孕女性过性生活，检查前1天要好好休息，保证精力充沛，认真接受检查。

洗澡注意

备孕女性检查前1天应洗澡，保证身体的清洁，但要注意不要清洗阴道，因为要做阴道分泌物检查等项目。

项目安排

一般医院会为备孕夫妻安排好孕前检查的相关项目，但如果自己知晓，会更利于检查。例如肝功能、血糖、血脂检查要求空腹；乙肝五项和血常规不要求空腹；妇科经腹B超检查需要在膀胱充盈的前提下做，因此在做之前最好多喝点水，并憋尿。

陪备孕妻子一起做优生和遗传咨询

优生和遗传咨询，是实现优生优育目标的重要途径和保证。备孕夫妻在怀孕之前，建议去医院做一次优生和遗传咨询，为孕育健康优质的宝宝做好准备。

所谓优生和遗传咨询，即去医院向优生专家详细说明自己和配偶现在的身体健康状况，并且把家庭中其他成员的健康状况和医生讲清楚。一般来说，有以下情况之一的备孕夫妻，最好接受咨询。

- 夫妻双方或一方有遗传病家族史者。
- 夫妻双方或一方是遗传病患者或致病基因携带者。
- 夫妻双方或一方有致畸因素接触史（药物、病毒、射线、烟、酒等）者。
- 生育年龄的夫妇，原发不孕者。
- 夫妻二人有一定的血缘关系者。
- 有习惯性流产、早产、死产、死胎史的夫妇。
- 大龄女性（年龄超过35岁）和曾生育过畸形儿的女性。
- 曾患过其他疾病的女性。

备育丈夫的暖心厨房

备孕期饮食要点

营养储备要提前 3 个月开始。备孕女性需要为胎儿的生长发育和自身的分娩消耗、产后哺乳等储备足够的营养；而精子的成熟大约需要 3 个月，为此，备孕夫妻双方应提前 3 个月开始制定自己的营养计划。

合理饮食，调整体重。备孕女性在进行营养储备时宜根据自身的情况调整体重到合理的范围内，尽量做到不偏食、挑食，不暴饮暴食，少吃辛辣、高油、高能量的食物。

通过饮食打造温暖体质。备孕女性要注意通过饮食打造温暖体质，这样胚胎才会容易着床和健康成长。在日常饮食中尽量不要摄取生食，如生的蔬菜沙拉和生鱼片等；从冰箱里拿出来的冷饮、水果等，建议在室温下放置 20 分钟左右再食用；平时可适当吃一些虾、黑豆、桂圆等食物。

备育男性多吃能提高精子质量的食物。鸡蛋、淡菜、牡蛎、鹌鹑、枸杞、蜂蜜、驴肉等食物具有促进性功能、生精助育的功效，备育男性可多吃。

备孕期所需营养素和明星食材推荐

营养素	推荐原因	推荐食材	配图
钙	女性在怀孕后，体内现有的钙质会大量转移到胎宝宝体内，以满足胎儿骨骼等身体发育的需要，因此孕妈妈需要的钙量远远大于普通人，建议从孕前开始补钙，还能有效缓解孕期抽筋、腰腿酸痛等不适	牛奶、虾皮、海带、豆腐、奶酪、芹菜、大豆、酸奶、鸡蛋、豆浆、菠菜等	
脂肪	脂肪是机体能量的主要来源，所含的必需脂肪酸是构成机体细胞组织不可缺少的物质，增加优质脂肪的摄入对怀孕有益	猪肉、牛肉、羊肉、奶油、花生、大豆油、核桃、蛋黄、蛋糕等	

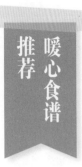

推荐　暖心食谱

 莴笋炒瘦肉

原料： 莴笋 200 克，瘦肉 120 克，葱段、蒜末各少许。

调料： 盐 2 克，鸡粉（鸡精）、白胡椒粉各少许，料酒 3 毫升，生抽 4 毫升，水淀粉、芝麻油、食用油各适量。

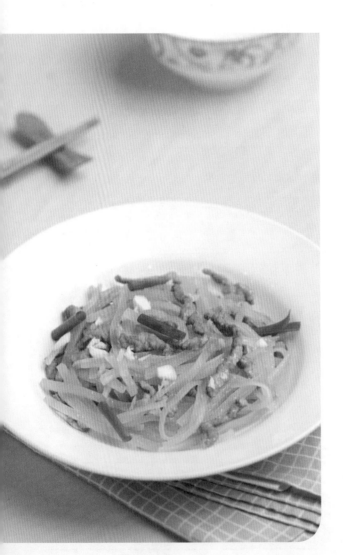

做法：

1. 将去皮洗净的莴笋切片，再切细丝。

2. 洗好的瘦肉切片，改切丝，装入碗中，加入少许盐，倒入料酒、生抽，放入白胡椒粉、水淀粉、食用油，拌匀，腌渍一会儿，待用。

3. 用油起锅，倒入腌渍好的肉丝，炒匀，至其转色，撒上葱段、蒜末，炒出香味，倒入莴笋丝，炒匀炒透，加入少许盐，放入鸡粉，炒匀调味，注入少许清水，炒匀，再用水淀粉勾芡，至食材熟透，淋入芝麻油，炒香。

4. 关火后盛入盘中，摆盘即可。

扫一扫·轻松学

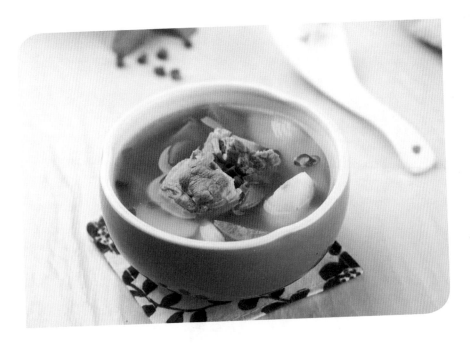

山药排骨煲

原料： 排骨段260克，胡萝卜170克，山药
　　　　120克，葱条、姜片各少许。

调料： 料酒4毫升，盐、鸡粉各2克，胡椒
　　　　粉3克。

扫一扫·轻松学

做法：

1. 洗净去皮的山药用斜刀切段，再切厚片，备用。

2. 洗好的胡萝卜去皮，切段，再切厚块，备用。

3. 砂锅中注入适量清水烧热，倒入洗净的排骨段，放入姜片、葱条，淋入
   料酒，盖上盖，烧开后用小火煲约45分钟。

4. 揭开盖，放入胡萝卜、山药，再盖上盖，用小火煲约20分钟至食材熟透。

5. 揭开盖，加入盐、鸡粉调味，拣出葱条，关火备用。

6. 取一个汤碗，撒入少许胡椒粉，盛出煮好的排骨汤即可。

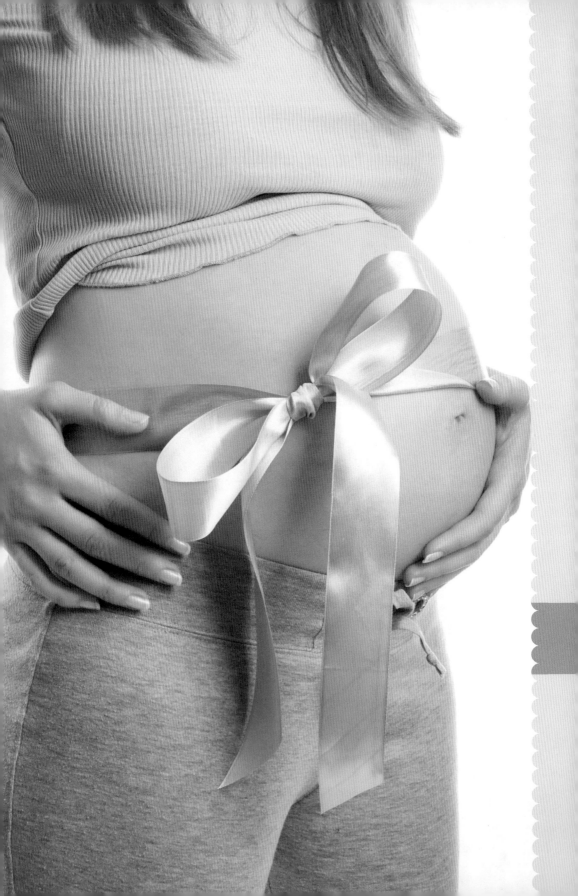

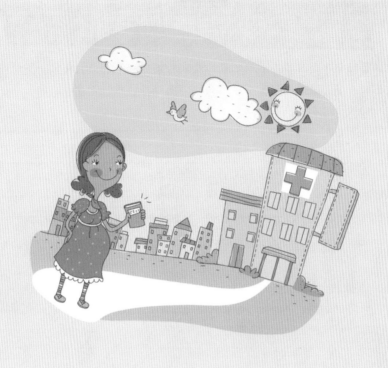

Chapter 2

孕早期，精心呵护胎宝宝

孕早期，大部分的孕妈妈开始出现害喜症状，例如胃口不好、喜食酸、厌油腻等情况，还会伴随频繁的孕吐。这时孕妈妈不必过于苦恼，要知道，孕育生命都要经历这一过程，多想些快乐的事情，用平和坦然的心态来面对吧！另外，不要忘了去医院做产检哦！

一、母体与胎儿的变化

在怀孕的前3个月，尽管孕妈妈的外表和体重都没有太大变化，不过怀孕的感觉已经有了。随着胎宝宝在孕妈妈的体内正式扎根，并开始快速发育，孕妈妈的一切饮食起居都要多加注意了。

孕早期孕妇的身体变化	
孕1月	·孕妈妈的身体基本没有变化，大多数人并不知道自己已经怀孕了 ·一些敏感的孕妈妈能感觉到身体乏力、精神疲倦，或出现感冒、便秘等症状 ·基础体温持续偏高 ·本月后期，孕妈妈可能还会出现轻微的流血现象，这是受精卵着床后引起的出血，是正常现象
孕2月	·一向准时的月经推迟了 ·子宫会随着胚胎的发育而有所增大，不过，孕妈妈的身体依然没有什么特别的变化 ·由于雌激素的作用，孕妈妈的乳房会有胀痛、变大、变软的感觉，乳晕小结节突出且颜色加深，乳头变得敏感 ·开始出现恶心呕吐、头晕乏力、食欲不振、厌油腻食物、尿频、嗜睡等妊娠反应，有的孕妈妈还会出现情绪多变的现象
孕3月	·体重没有太大变化，子宫已经增大近2倍，乳房也更加膨胀，乳头变硬，乳晕颜色加深 ·孕吐、尿频、疲倦等妊娠反应仍在持续，到本月末可能会逐渐减轻，直至消失 ·阴道乳白色分泌物明显增多，部分孕妈妈会出现便秘的症状 ·脸和脖子上可能会出现些许黄褐斑，小腹部从肚脐到耻骨会出现一条垂直的黑褐色妊娠线

孕早期胎儿的发育情况

孕1月	· 受精卵形成，胚胎细胞反复、快速地进行分裂，并在子宫内膜着床 · 随着胚胎细胞的持续分化生长，脐带、羊膜、卵黄囊和绒毛膜开始形成 · 长出神经管，随着时间推移，分化出脑和脊椎 · 心脏、血管、内脏器官和肌肉等组织开始形成、发育
孕2月	· 身长0.6~2.5厘米，胚胎从"小海马"发育成"葡萄" · 大脑与脊髓开始形成并快速发育，心脏、肝脏、肾脏、胃、肺等器官开始分化 · 能区分出头和躯干，面部特征开始形成，看起来有点"人形"了 · 开始有了自己的血液循环，胎盘和脐带渐渐形成 · 尽管孕妈妈可能还没有什么感觉，胎宝宝已经会做伸腿、抬手、移动双臂等轻微的动作了
孕3月	· 到本月末，胎宝宝身长可增至约7厘米，其中头占据了身长的大部分 · 身形越来越像个人了，骨头与肌肉快速成长，渐渐看得到手指头和脚趾头了 · 身体所有部分都已经"初具规模"，脑发育非常迅速，肝、肾、肠道、肺等主要器官已经完全形成，并开始发挥作用 · 通过多普勒超声波检查，能听见胎儿的心跳了 · 会做打哈欠、吸吮、吞咽等动作，会移动脑袋、胳膊、手指和脚趾，会微笑或是皱眉头

二、贴心制订产检日程

　　产检，即产前检查，规范和系统的产前检查是确保母婴健康与安全的关键环节。在孕早期要做哪些检查，什么时候该做什么检查，是孕妈妈们需要提前了解的，这样便于及时发现问题，排除不利影响。

孕早期产检全知道

孕早期产检项目		检查目的
必检项目	体重	随时监测体重增长情况
	血压	时刻监测孕妈妈的血压值，谨防高血压和低血压
	尿常规	有助于肾脏疾病的早期诊断
	血常规	检查有无贫血
	孕酮和 HCG 检查	检查胚胎的发育情况
	B 超	可计算出孕囊大小，监测有无胎心搏动及卵黄囊等
	乙肝五项	检查是否感染乙肝病毒，及早检查，及早进行母婴阻断
	肝肾功能	检查有无肝肾的功能损伤和疾病
	TORCH 全套	检查是否感染弓形虫、风疹病毒、巨细胞病毒、单纯疱疹病毒及其他
	多普勒听胎心	了解胎宝宝的心跳频率
特殊项目	HCV 筛查	检查是否感染丙肝病毒
	微量元素检查	检查孕妇是否缺乏某种营养素
	地中海贫血	检查是否为地中海基因携带者
	甲状腺功能筛查	排除孕期甲状腺疾病，及早发现及早治疗，保障母婴健康
	宫颈细胞学检查	排除宫颈癌的隐患
	宫颈分泌物检测	检测是否患有淋球菌、沙眼衣原体和细菌性阴道病
	NT 检查	通过彩色超声检查胎儿的颈项透明带厚度，排除胎儿畸形
	绒毛活检	检测是否有如唐氏综合征那样的染色体异常疾病

去医院确诊怀孕

在家用早孕试纸或验孕棒测试出怀孕，也应去医院进一步检查确认，一方面可以进一步确诊，另一方面可以确保妊娠的安全性。

 验孕

尿检验孕

尿检是一种常见的验孕方法。当受精卵在子宫内"安家"后，孕妈妈体内就会产生一种新的激素，称为人绒毛膜促性腺激素（HCG），它的作用是维持妊娠。这种激素在受孕 10 天左右就可以从尿液中检测出来。在医院做尿检，尿液中若检测出有人绒毛膜促性腺激素，即检查结果为阳性（+），则表示怀孕了。

女性的尿道距离阴道口较近，如果不注意的话，尿液往往会被白带污染，不能真实地反应尿液的情况。因此在取尿样检查时必须将前段尿解掉，留取中间一段的清洁尿去化验，这样得到的结果比较真实。

抽血验孕

血液检查是目前最早也最准确的测试是否怀孕的检查方法。有些女性在怀孕初期 HCG 比较低，用试纸测出线条颜色比较浅，无法准确判断是否怀孕，这时应该到医院验血，通过分析人绒毛膜促性腺激素和黄体酮来判断是否怀孕。通常，可在同房后 8 ~ 10 天抽血检查。

抽血前 1 天晚上 8 点以后应该禁食，清晨不要吃东西，抽血前尽量减少运动，可以喝少量的水。

B 超检查

B 超即超声波检查，是孕 2 月检查的重中之重。孕 5 周以后做 B 超检查可以看到胎囊（即孕囊）位置及大小、胎心和胚芽。同时，B 超还能监测有无胎心搏动及卵黄囊，是宫内妊娠还是宫外妊娠，是否有先兆流产或胎儿停止发育等情况，及时排除异常妊娠。

做经腹 B 超检查需要憋尿，孕妈妈可以多喝几杯水，使膀胱充盈，能更好地看清子宫内的情况。注意衣着要宽松、易脱，节省检查时间。也可做阴道彩超，看到的结果更准确。

看懂你的产检报告单

血 HCG 和孕酮测定

项目	结果
THCG β 人绒毛膜促性腺激素	↑ 9084.00
PROG 孕酮	30.44
E₂ 雌二醇	1389.79

姓名：　　　　性别：女
患者编号：　　科室：妇产科

× × 人

孕酮：

是维持妊娠所必需的一种孕激素。孕酮如果偏低，会导致流产或胚胎停止发育的情况。

雌二醇：

该激素孕期增长的速度不及人绒毛膜促性腺激素，并不是所有医生都建议患者在怀孕早期进行检测。雌二醇也是判断胚胎发育是否良好的参考指标。

β 人绒毛膜促性腺激素：

该激素有助于维持妊娠，刺激孕酮的形成，并促使胎盘成熟。参考范围根据孕周的不同而有所不同。结合孕周，根据结果和参考值对比，HCG 结果正常。

× 医院检验报告单

年龄:	标本类型: 全血
床号:	临床诊断:

单位	参考值
mIU/mL	0.00 ~ 10.00
ng/mL	滤经期: 0.00 ~ 0.91
	排卵期: 2.70 ~ 21.50
	黄体期: 2.65 ~ 21.10
	绝经期: 0.00 ~ 0.39
	孕前三月: 4.08 ~ 33.90
	孕中三月: 24.0 ~ 76.0
	孕后三月: 52.0 ~ 302.0
pg/ml	滤经期: 19.50 ~ 144.20
	排卵期: 63.90 ~ 356.70
	黄体期: 55.80 ~ 214.20
	绝经期: 0.00 ~ 32.20

医生有话说：

  该报告单是怀孕 5 周时检查得知的结果。在孕 5 周时，孕妈妈体内的孕酮值和 HCG 值都应该是处于持续上升状态的。连续测定 THCG 水平，若倍增时间大于 7 日，异位妊娠可能性极大；倍增时间小于 1.4 日，异位妊娠可能性极小。根据此报告单可排除先兆流产的可能性。

B 超检查

××省××医院
彩色多普勒超声检查报告单

检查日期:

姓名:　　　　性别:　　　　　年龄:　　　　检查号:

住院号:　　　科别: 妇产科　　　床号:　　　　设备:

临床诊断:

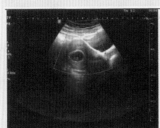 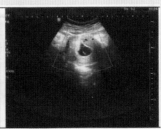

超声所见:

子宫前位,大小 57mm×53mm×60mm,形态正常,表面光滑,宫颈长 34mm。

肌壁实质回声中等,光点细密,分布均匀。

宫腔内可见一 孕囊,大小约 27mm×18mm×24mm。

孕囊内可见卵黄囊、胚芽及心管搏动。头臀长 11mm。

附件: 左卵巢大小 30mm×19mm,右卵巢大小 29mm×18mm。

CDFI: 孕囊内胚芽见点状血流信号。

超声所见:

宫内孕 50+ 天。

建议: 请结合临床考虑,复查。

孕囊 27mm×18mm×24mm（毫米）：

孕囊大小指的是胎囊的长、宽、高。一般在停经 35 天左右（从末次月经第一天算起），通过 B 超可以在宫腔内看到胎囊。妊娠 6 周时，胎囊检出率为 100%，胎囊直径为 2 厘米，孕 10 周时约为 5 厘米。根据报告单中孕囊数值大小，判断已经怀孕 50 天以上。

胚芽：

孕 2 月做 B 超检查，可以看到胎芽为正常。如果胎囊大于 3.5 厘米而没有看到胎芽，为不正常，此时应结合血检结果来综合判断。

头臀长 11mm（毫米）：

根据胎儿头至臀部的长度值，可以大致推算出怀孕周数及预产期。孕周 = 头臀长（厘米）+6.5，估算公式只适用于怀孕 6 ～ 12 周。根据该报告单数值，可推算这位女士怀孕周数为 1.1+6.5，即 7.6 周，约 53 天。

心管搏动：

一般医生通过特殊的设备在孕 6 ～ 8 周（从末次月经的第一天算起）就可以观察到胎心搏动。如果第 10 周还未检测到心管搏动，在排除末次月经可能记错的情况下，可以诊断为胚胎停止发育。

第一次产检

　　虽然在之前做过血检、尿检验孕以及 B 超检查，但真正意义上的第一次产检通常安排在孕 6 ~ 13⁺⁶ 周。这次产检的检查项目多且全面，结果出来后，各项指标符合，可在医院建档，方便之后的产前检查。

孕 6 ~ 13⁺⁶ 周正式建档

　　所谓建档，就是指在医院建立孕产期母子健康档案的过程。医院为孕妈妈建立个人病历，主要是为了能更全面地了解孕妈妈的身体状况及胎宝宝的发育情况，以便更好地应对孕期发生的状况，并为以后分娩做好准备。

　　一般，怀孕约 6 周以后需要到社区医院办理好健康档案需要的相关证件。在确定了孕期产检和分娩医院后，怀孕 8 ~ 12 周可带着相关证件到医院做各项基本检查。医生看完检查结果，各项指标都符合条件，就可以建立健康档案。后续的各项产检、分娩都可以在建档医院进行。

　　有些医院规定建档只在某些时间内进行，而且不同的医院可能会有不同的要求，建议准爸妈们提前咨询清楚。

建档的一般流程

　　①就医时先让医生查看病历并开产检单。

　　②拿着产检单、就医凭证原件和复印件在医院单独的窗口办理手续。

　　③拿着办好手续的就医凭证回护士处办理建档手续。

　　④出示相关证件，填写相关表格，护士会了解病史，进行建档。

　　⑤拿着建好的档案再回医生处，检查血压、体重，听胎心等，医生会开出检验的单据。

　　⑥拿着就医凭证去缴费（适时使用医保卡）。

　　⑦拿着缴费单据去抽血、验尿、验白带，等孕检结果。

第一次正式大检查

检查前的准备

孕妈妈去医院进行产检时最好有人陪伴，应注意穿着舒适、宽大的衣服，最好不要穿裙子，带齐证件。另外，孕妈妈最好不要吃早饭，因为可能需要空腹抽血。

检查的内容

第一次产检时，医生一般会测量孕妈妈的身高、体重、血压等，给孕妈妈进行全身各系统的体格检查，并核对孕周。如果怀孕超过 12 周，医生会听胎宝宝的胎心音。另外，可能还会有一系列的实验室检查，包括血型（测 ABO 血型和 Rh 血型）、血常规、尿常规、肝功能、甲状腺功能、乙肝、丙肝、地中海贫血、微量元素、TORCH 全套、心电图、梅毒和艾滋病检查等。若血型等不可变的检查在孕前做过，可不必复查。

医生可能会问的问题

检查时，医生会详细询问孕妈妈的相关情况，包括孕妈妈的年龄、职业、月经史、孕产史、避孕情况、疾病史、药物过敏史、生活习惯，以及准爸爸的健康情况和双方的家族遗传病史等，把怀孕期间有可能会发生问题的情况作为重点，便于以后参考。

孕妈妈和准爸爸可以提前仔细考虑一下这些问题，以便向医生提供更全面和准确的信息，保证母婴健康。

孕期可能会发生问题的情况

- 贫血。严重时不仅会妨碍胎儿的生长发育，产妇也很危险。
- 心脏病。可导致死胎，严重时会早产，甚至危及产妇生命。
- 高血压。容易导致孩子体重偏低或孕妈妈患妊娠高血压综合征。
- 糖尿病。可导致妊娠高血压综合征或胎儿异常，甚至分娩困难。
- 肝炎、慢性肾炎。易患妊娠中毒症，肝脏或肾脏疾病也可能恶化。
- 子宫肌瘤。肌瘤变大或胎盘附着在肌瘤部位时，母婴都很危险。

看懂你的产检报告单

血常规

白细胞：

白细胞低于正常范围，常因流感、麻疹等病毒性传染病或药物所致；超出正常范围，提示可能有炎症感染、出血或中毒等。

中性细胞值和淋巴细胞值：

超出正常范围均说明有感染的可能。

姓名：		性别：女	
患者编号：		科室：妇产科	
项目	结果	参考值	单位
1 白细胞	6.92	3.69 ~ 10.00	×10^9/L
2 中性细胞值	5.18	1.85 ~ 6.41	×10^9/L
3 淋巴细胞值	1.49	0.60 ~ 4.10	×10^9/L
4 单核细胞值	0.21	0.11 ~ 0.73	×10^9/L
5 嗜酸细胞值	0.03	0.02 ~ 0.46	×10^9/L
6 嗜碱细胞值	0.01	0 ~ 0.1	×10^9/L
7 中性粒细胞比率	68.9	50.0 ~ 70.0	%
8 淋巴细胞比率	21.6	20.0 ~ 40.0	%
9 单核细胞比率	3.0	3.0 ~ 8.0	%
10 嗜酸细胞比率	0.5	0.5 ~ 5.0	%
11 嗜碱细胞比率	0.1	0.0 ~ 1.0	%
12 红细胞计数	3.54	3.50 ~ 5.00	×10^12/L
13 血红蛋白	112.0	110 ~ 150	g/L

红细胞计数和血红蛋白：

超出正常范围，有可能出现血液中的含氧量不足或脱水情况。当红细胞、血红蛋白减少时，说明有贫血可能。

血细胞比容：

高于48.0%，意味着血液浓缩；低于37.0%可见于各种贫血。

血小板计数：

低于正常值则提示孕妈妈的凝血功能可能会受到影响。

✕ 医院检验报告单

年龄：　　　　　　　　　　　　标本类型：全血

床号：　　　　　　　　　　　　临床诊断：

项目	结果	参考值	单位
14 血细胞比容	37.6	37.0 ~ 48.0	%
15 平均红细胞体积	92.0	82.6 ~ 99.1	
16 平均血红蛋白含量	31.7	26.9 ~ 33.3	pg
17 平均血红蛋白浓度	344	322 ~ 362	g/L
18 红细胞分布宽度标准差（SD）	47.5	35.0 ~ 56.0	
19 红细胞分布宽度变异系数	13.6	10.6 ~ 15.0	%
20 血小板计数	119	101 ~ 320	×10^9/L
21 平均血小板体积	9.9	6.0 ~ 14.0	fL
22 血小板体积	0.118	0.108 ~ 0.282	%
23 血小板分布宽度	16.2	15 ~ 17	fL

医生有话说：

　　铁是构成血红蛋白的基本成分之一，如果孕妈妈患贫血，红细胞计数或血红蛋白水平就会降低。医生通常会为孕妈妈开出补铁的处方来治疗，同时孕妈妈可多食用富含铁的食物，如绿叶蔬菜、畜禽瘦肉、少量的动物肝、蛤蜊肉、干果类、鸡蛋和强化的面食等。

尿常规

葡萄糖：

阴性表示正常。若为阳性，提示血中葡萄糖含量过高，超过肾糖阈，或是肾功能出现异常，肾糖阈发生改变，临床建议进一步检查。

蛋白：

即尿液中蛋白质含量，正常结果为－（阴性）。如果显示＋（阳性），在排除为阴道分泌物污染所致的情况下，提示有患妊娠高血压或肾脏疾病的可能。

××人

姓名：		性别：女	
患者编号：		科室：妇产科	

干化学项目	结果	单位	参考值
1 葡萄糖	－	mmol/L	－
2 亚硝酸盐	－	－	
3 潜血	－	－	
4 微白蛋白	－	g/L	－ 或 0 ~ 0.15
5 蛋白	－	g/L	－
6 酮体	－	mmol/L	－
7 尿比重	< =1.005		1.003 ~ 1.030
8 酸碱度	6.5		5.5 ~ 7.5
9 胆红素	－	µmol/L	－
10 尿胆原	－	µmol/L	－ 或 + －
11 白细胞	－	µmol/L	－
12 抗坏血酸	0	µmol/L	0
13 颜色	淡黄色		淡黄色
14 透明度	清晰透明		清晰透明

酮体：

正常结果为－。如果显示＋，提示孕妈妈可能患有妊娠糖尿病，或因妊娠反应而剧烈呕吐、消化吸收障碍等也可显示阳性。

尿胆原：

正常情况下呈阴性或弱阳性。如果阳性多见于溶血性黄疸或肝功能障碍。

× 医院检验报告单

年龄：　　　　　　　　　　标本类型：尿液

床号：　　　　　　　　　　临床诊断：

尿沉渣项目	结果	单位	参考值
1 红细胞	1.7	个/μL	0 ~ 17
2 白细胞	0.0	个/μL	0 ~ 28
3 白细胞团	0	个/μL	0 ~ 2
4 非鳞状上皮细胞	0	个/μL	0 ~ 6
5 鳞状上皮细胞	2	个/μL	0 ~ 28
6 细菌	2	个/μL	0 ~ 7
7 未分类结晶	2	个/μL	0 ~ 28
8 透明管型	0	/LPF	0 ~ 1
9 病理管型	0	/LPF	0 ~ 1
10 真菌	0	个/μL	0 ~ 1
11 黏液丝	0	个/μL	0 ~ 28
12 精子	0	个/μL	0 ~ 6

尿比重：

大于 1.030，表示尿液浓缩；小于 1.003，表示尿液稀释。这个项目可以协助肾脏疾病的诊断。

医生有话说：

如果检查时，尿常规干化学项目检查结果与尿沉渣结果不同，应以尿沉渣检查结果为准。因为普通尿常规检查可能出现假阳性的情况。

肝肾功能

总胆红素：

包括直接胆红素和间接胆红素，大部分来源于衰老红细胞被破坏后产生的血红蛋白，可用于诊断是否有肝脏疾病。

葡萄糖：

此结果为空腹血糖值结果，通常空腹血糖在 3.89 ~ 6.11mmol/L 为正常。若大于 6.11mmol/L 而小于 7.0mmol/L 为空腹血糖受损；若两次空腹血糖大于等于 7.0mmol/L 考虑糖尿病，建议复查空腹血糖及糖耐量试验。

×××× 医院

| 姓名： | 性别：女 |
| 患者编号： | 科室：妇产科 |

项目		结果
1 TBIL	总胆红素	7.7
2 DBIL	直接胆红素	2.8
3 IBIL	间接胆红素	4.9
4 TP	总蛋白	66.5
5 ALB	白蛋白	41.7
6 GLO	球蛋白	24.8
7 A/G	白蛋白 / 球蛋白	1.68
8 ALT	丙氨酸氨基转移酶	25.9
9 AST	天门冬氨酸氨基转移酶	20.98
10 AST/ALT	谷草谷丙比值	0.81
11 TBA	总胆汁酸	1.9
12 GLU	葡萄糖	4.53
13 BUN	尿素氮	3.21
14 CRE	肌酐	45.3
15 B/C	尿素氮肌酐比值	0.071
16 UA	尿酸	241.0

肌酐：

肌酐是人体肌肉代谢的产物，一般由肾脏滤过后随尿液排出体外，是检测肾脏功能的重要指标。血肌酐的正常范围是41~73μmol/L，超出正常范围，通常意味着肾小球滤过能力下降，肾脏受损。

验报告单

	年龄：		标本类型：血清
	床号：		临床诊断：

单位	参考值
μmol/L	1.9 ~ 22.0
μmol/L	0.0 ~ 6.1
μmol/L	0.0 ~ 16.0
g/L	65.0 ~ 85.0
g/L	40 ~ 55
g/L	20 ~ 40
	1.20 ~ 2.40
U/L	7 ~ 40
U/L	13 ~ 35
	0.80 ~ 1.68
μmol/L	0.0 ~ 12.0
mmol/L	3.89 ~ 6.11
mmol/L	2.60 ~ 7.50
μmol/L	41 ~ 73
	0.017 ~ 0.100
μmol/L	184.0 ~ 464.0

天门冬氨酸氨基转移酶：

是诊断肝细胞实质损害的主要指标，当其明显升高时通常提示有肝细胞损伤。在排除运动、进食、饮酒、熬夜、药物（抗生素）等因素后，可再复查一次。若天门冬氨酸氨基转移酶持续升高，应做进一步检查，如测乙肝两对半等，以确定其偏高的原因，并对症治疗。

尿素氮：

尿素氮和肌酐同是肾功能的两个最重要的指标，尿素氮数值超出正常范围，通常意味尿素氮不能较好地随尿液排出体外，肾功能受损。

医生有话说：

肝肾功能测定或多或少会受到饮食因素的影响。因此，在检查前一天晚餐应注意清淡饮食，晚上 8 点过后不要再进食。检查当天不能吃早餐、不能喝水，以确保检查结果的准确性。

微量元素

××省××医院检验报告单

姓名：	性别：女		年龄：	标本类型：血清
患者编号：	科室：妇产科		床号：	临床诊断：

项目		结果	单位	参考值
1 Ca	钙	2.33	mmol/L	2.11 ~ 2.60
2 Mg	镁	0.87	mmol/L	0.75 ~ 1.02
3 P	磷	1.00	mmol/L	0.85 ~ 1.51
4 Fe	铁	18.30	μmol/L	7.8 ~ 32.2
5 Cu	铜	18.10	μmol/L	12.6 ~ 24.4
6 Zn	锌	14.8	μmol/L	9.8 ~ 16.8

医生有话说：

　　微量元素在人体内含量极少，但不可或缺。微量元素缺乏会影响胎宝宝体重的增长，孕妈妈的健康也会受到影响。因此，建议孕妈妈做此项检查。而且，因为整个孕期这些指标是一直变化的，并不是固定不变的，所以这个检查在整个孕期应该隔段时间就做一次，这样可以了解孕早、中、晚各期微量元素的各项指标是否正常。

甲状腺功能

××省××医院检验报告单

| 姓名： | 性别：女 | | 年龄： | 标本类型：血清 |
| 患者编号： | 科室：妇产科 | | 床号： | 临床诊断： |

项目	结果	单位	参考值
1 FT₃ 游离三碘甲状腺原氨酸	2.97	pg/ml	成年男性：2.7 ~ 4.3
			成年女性口服避孕药：2.6 ~ 4.5
			成年女性非口服避孕药：2.3 ~ 4.2
2 FT₄ 游离甲状腺	0.91	ng/dL	成年男性：1.0 ~ 1.7
			成年女性：1.0 ~ 1.6
3 TSH 促甲状腺素	4.90	μIU/ml	健康人：0.27 ~ 4.2

促甲状腺素 4.90 μIU/ml：

通常情况下，正常范围内的 TSH 在孕早期小于 2.5 μIU/ml，在孕中、晚期小于 3.0 μIU/ml。

医生有话说：

女性怀孕后，甲状腺功能会发生一系列的生理改变，而促甲状腺素是检测甲状腺功能最灵敏的指标。促甲状腺激素偏低（即甲亢，甲状腺功能亢进）或偏高（即甲减，甲状腺功能减退），都会增加自然流产和胎儿畸形的发生概率。

TORCH 全套

××省××医院检验报告单

| 姓名： | 性别：女 | | 年龄： | 标本类型：血清 |
| 患者编号： | 科室：妇产科 | | 床号： | 临床诊断： |

项目		结果	参考值
1 CMV-IgG	巨细胞病毒 IgG	* 弱阳性（±）	阴性（－）
2 CMV-IgM	巨细胞病毒 IgM	阴性（－）	阴性（－）
3 HSV Ⅱ-IgG	生殖道疱疹病毒 IgG	阴性（－）	阴性（－）
4 HSV Ⅱ-IgM	生殖道疱疹病毒 IgM	阴性（－）	阴性（－）
5 R-IgG	风疹病毒抗体 IgG	* 阳性（＋）	阴性（－）
6 R-IgM	风疹病毒抗体 IgM	阴性（－）	阴性（－）
7 TOXO-IGG	弓形虫抗体 IGG	阴性（－）	阴性（－）
8 TOXO-IgM	弓形虫抗体 IGM	阴性（－）	阴性（－）

风疹病毒抗体 IgG 阳性（＋）：

检查结果显示，该女性孕前感染过风疹病毒，现已基本痊愈，不影响怀孕。

巨细胞病毒 IgG 弱阳性（±）：

检查结果显示，该女性孕前感染过巨细胞病毒，现已基本痊愈，不影响怀孕。

医生有话说：

　　TORCH 全套是妇女怀孕期生殖道感染的常规检查项目，在怀孕的早期，如果感染了这些病原体，则可引起宫内感染，导致流产、死胎，甚至引起胎儿畸形。TORCH 检查结果显示阴性为正常，如果任意一项显示为阳性，一定要及时咨询医生。

凝血检查

××省××医院检验报告单

| 姓名： | 性别：女 | 年龄： | 标本类型：血浆 |
| 患者编号： | 科室：妇产科 | 床号： | 临床诊断： |

项目		结果	单位	参考值
1 PT	凝血酶原时间	11.50	秒	9.00 ~ 13.00
2 PT-INR	国际标准化比值	1.01		0.75 ~ 1.50
3 APTT	活化部分凝血活酶时间	28.80	秒	20.00 ~ 40.0
4 TT	凝血酶时间	16.80	秒	14.00 ~ 21.0
5 Fbg	纤维蛋白原	3.89	g/L	2.00 ~ 4.00

医生有话说：

　　凝血检查的主要目的是了解患者的凝血功能有无缺陷，以事先有所准备，防止在手术、分娩等特殊情况下出现大出血而措手不及。其中，活化部分凝血活酶时间（APTT）主要反映内源性凝血系统状况，常用于监测肝素用量；凝血酶原时间（PT）主要反映外源性凝血系统状况；凝血酶时间（TT）主要反映纤维蛋白原转为纤维蛋白的时间。

白带检查

×× 省 ×× 医院检验报告单

| 姓名： | 性别：女 | 年龄： | 标本类型：白带 |
| 患者编号： | 科室：妇产科 | 床号： | 临床诊断： |

项目	结果
1 滴虫	阴性
2 阴道杆菌	少量
3 G- 双球菌	阴性
4 白细胞	1-4/HP
5 线索细胞	阴性
6 BV	阴性
7 真菌	阴性
8 杂菌	中量
9 上皮细胞	少量
10 红细胞	阴性
11 清洁度	Ⅲ度

阴道清洁度Ⅲ度：

此检查结果表明阴道有感染，但对怀孕暂无影响，建议用红核洗液清洗外阴，不要刺激宫颈，定期复查。

医生有话说：

孕早期做白带常规检查主要是为了排除孕妈妈感染阴道滴虫、真菌、淋菌等的可能性，这些都有可能导致胎膜早破，引起早产、流产、胎儿宫内感染等，对胎宝宝和孕妈妈都不利，因此一定要重视。在做白带常规检查的前一天，孕妈妈应避免性生活，以免影响结果的准确性。

××省××医院检验报告单

姓名：	性别：女	年龄：	样品：白带	样品状态：合格
患者编号：	科室：妇产科	床号：	临床诊断：	

送检目的：淋球菌涂片检查

项目	结果
淋球菌涂片检查	未找到革兰氏阴性双球菌（-）

××省××医院检验报告单

姓名：	性别：女	年龄：	样品：白带	样品状态：合格
患者编号：	科室：妇产科	床号：	临床诊断：	

送检目的：生殖道支原体培养

培养鉴定结果

支原体名称	结果	计数	抗生素名称	结果	敏感度
解脲支原体	阳性	$\geqslant 10^4$	林可霉素	R	耐药
人型支原体	阴性		红霉素	S	敏感
			罗红霉素	S	敏感
			阿齐霉素	S	敏感
			交沙霉素	S	敏感
			米诺环素	S	敏感
			强力霉素	S	敏感
			氧氟沙星	R	耐药
			诺氟沙星	R	耐药

医生有话说：

此两项检查结果如果异常，表示孕妈妈患有支原体感染和淋球菌感染，会有宫颈炎症、流产、死胎、胎膜早破等风险，还会使新生儿并发症和产褥病发生率明显升高，严重影响母体和胎儿的健康，应引起重视。

输血前检查

××省××医院检验报告单

姓名：	性别：女	年龄：	标本类型：血清
患者编号：	科室：妇产科	床号：	临床诊断：

项目	结果	参考值
1 HBsAg　乙型肝炎病毒表面抗原	阴性（-）	阴性（-）
2 HBsAb　乙型肝炎病毒表面抗体	阳性（+）	阴性（-）/阳性（+）
3 HBeAg　乙型肝炎病毒e抗原	阴性（-）	阴性（-）
4 HBeAb　乙型肝炎病毒e抗体	阴性（-）	阴性（-）
5 HBcAb　乙型肝炎病毒核心抗体	阳性（+）	阴性（-）
6 HCV-Ag　丙型肝炎核心抗原	阴性（-）	阴性（-）
7 HCV-Ab　丙型肝炎病毒抗体	阴性（-）	阴性（-）
8 TP-Ab　梅毒螺旋体抗体	阴性（-）	阴性（-）
9 TRUST　梅毒甲苯胺红不加热血清试验	阴性（-）	阴性（-）

乙型肝炎病毒表面抗体：
此项结果是检测体内是否有乙肝病毒抗体，是否可以保护身体不受乙肝病毒的侵害。结果呈阳性则表示机体已经对乙肝病毒产生免疫力。

乙型肝炎病毒核心抗体：
此项结果是检测体内是否感染过乙肝病毒。如果结果呈阳性，则表示过去被乙肝病毒感染或正在被感染。

医生有话说：
该输血前检查包括乙肝"两对半"检查、丙肝检查和梅毒检查。如果孕妈妈是乙肝病毒携带者，乙肝病毒能通过血液和胎盘传播，感染胎儿。

心电图

××省××医院检验报告单

科室：妇产科　床号：		检查日期：	

姓名：	ID号：	P：88ms	QT/QTc：358/410ms	心率：79bpm
性别：女	住院号：	QRS：82ms	QRS电轴：+36°	临床诊断：
年龄：		P-R：138ms	RV5/SV1：1.37/0.81mV	

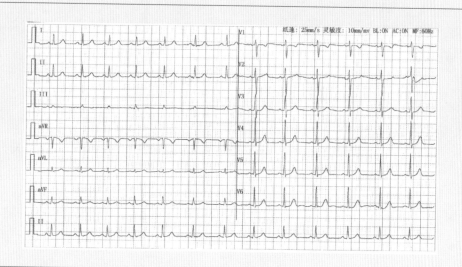

诊断提示：

正常心电图。

医生有话说：

　　心电图是心脏兴奋的发生、传播及恢复过程的客观指标，孕早期做心电图检查主要是为了了解一下孕妈妈的心脏功能，排除心脏疾病，以确认孕妈妈是否能承受分娩，若检查结果异常要及时治疗。

地中海贫血

××省××医院检验报告单

标本条码：　　　　　医院：		
	科室：妇产科　　实验号：	
病人姓名：　　　　　　　　　送检标本：全血加抗凝剂		
性别：女　　　门诊/住院号：　　标本情况：无肉眼可见异常		
年龄：　　　　床/床号：		
联系电话：　　申请医生：　　　采样时间：		
临床诊断：　　医院标识：　　　接收时间：		

项目	检测方法	结果
地中海贫血基因分型（不包含 α 地贫点突变检测）		
α–地中海贫血 1 基因（SEA）	PCR 法	未检测到缺失
α–地中海贫血 2 基因（3.7/4.2）	PCR 法	未检测到缺失
β–地中海贫血基因分型（17 种突变）	反向点杂交	未检测到突变

医生有话说：

　　该报告单的检查结果显示为正常，表明孕妈妈没有患地中海贫血。地中海贫血是一种极易被忽视的遗传性疾病，主要以预防为主，一定要引起重视。

关于地中海贫血

地中海贫血（简称地贫）是一组由于珠蛋白基因缺陷使血红蛋白中的珠蛋白肽链有一种或几种合成减少或者不能合成，导致血红蛋白的组成成分改变的常染色体不完全显性遗传病。珠蛋白是具有携带氧能力的蛋白质，存在于人体血液中的血红蛋白和肌肉中的肌红蛋白中，一旦珠蛋白含量减少或者出现功能障碍，都会导致身体组织供氧不足，发生贫血症状。

地中海贫血主要以预防为主，轻型无症状，可不用治疗，重型则要进行造血干细胞移植，采取输血和去铁治疗，在平时的生活中注意休息和营养，积极预防感染，适当补充叶酸和维生素 E。

地中海贫血的遗传情况主要有以下几种：轻型地贫携带者同正常人婚配，其后代有 50% 的概率成为轻型地贫携带者；静止型地贫与轻型地贫婚配，有 25% 的概率生出地中海贫血患儿；如果夫妻为同型地贫基因携带者，每次怀孕，胎儿有 25% 的概率为正常，50% 的概率为基因携带者，另 25% 的概率为重型地中海型贫血患者；而如果夫妻双方携带的是不同型的地贫基因，或者只有一方携带地贫基因，所生的孩子不会得地中海贫血。

孕前甚至是婚前最好做好检查，判断是否为地中海贫血患者。建议到正规三级甲等医院做一次筛查，如果筛查结果异常，医生会建议去当地经过中华人民共和国国家卫生健康委员会（前卫生部）批准的基因实验室做基因检测以确诊。如果最后夫妻双方或一方被检测出患有地中海贫血，医生会告知生育宝宝可能的后果，此时需要慎重考虑，再决定是否生宝宝。如果夫妻双方或一方是患者，而妻子已经怀孕，就需要对胎宝宝进行必要的监测，这项监测要在中华人民共和国国家卫生健康委员会（前卫生部）批准的具有产前诊断资格的医院进行。若胎宝宝的基因检测正常或属于轻度地中海型贫血，可安心地继续怀孕生产；若为重度地中海型贫血，最好施行人工流产，终止怀孕。

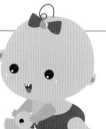

NT 早期排畸

NT 早期排畸检查，即胎儿颈项透明带厚度检查。通过 B 超测定颈项透明带厚度，可以早期排查胎儿畸形，并及时予以干预。

一般，绝大多数正常胎儿都可以看到此透明带，只要数值低于 3.0 毫米，都表示胎儿正常，而大于 3.0 毫米即为异常，提示可能出现唐氏儿，那么就一定要做好唐氏筛查或者羊水穿刺的检查，以进一步排查畸形。当然 NT 值也不是越小越好，只要在参考范围内，不要过于接近临界值，都是正常的。

头臀长 45mm：

孕 11 ~ 13^{+6} 周时，胎儿头臀长为 45 ~ 84 毫米，最好经腹部或阴道 B 超检查。太早，胎宝宝太小，B 超检查可能显示不出来；太晚，过多的液体被胎宝宝的淋巴系统吸收，检查结果不准确。

颈项透明层厚 1.3mm：

即胎儿 NT 值为 1.3 毫米，属于正常。如超过 3.0 毫米，建议孕妈妈做后续的排畸检查，如唐氏筛查、羊水穿刺或绒毛活检，以进一步确认胎儿异常风险。

医生有话说：

孕 12 周前做 NT 检查需憋尿，因为此时子宫尚小，肠管蠕动及其内容物可干扰子宫及附件显像。大量饮水、憋尿，可使膀胱充盈，肠管被推向上方。12 周以后，子宫长大升入腹腔，此时观察胎儿就不需要憋尿了。

B 超检查

××省××医院
彩色多普勒超声检查报告单

检查日期：

姓名：　　　　　　性别：　　　　　　　年龄：　　　　　检查号：

住院号：　　　　科别：妇产科　　　　床号：　　　　　设备：

临床诊断：

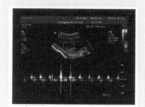 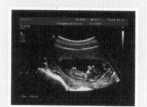

超声所见：

宫内妊娠，宫内可见已基本成形的胎儿回声，双顶径 15mm，头臀长 45mm，颈项透明层厚 1.3mm，股骨长 5mm，胎儿心率约 165 次 / 分，胸腹部未见明显异常回声区，羊水池 30mm。

胎盘位于宫体前壁，0 度，厚约 10mm。

CDFI：心血管区可见血流信号。

超声提示：

宫内单活胎 超声测值孕约 11W。

建议复查。

建议 22W-26W 四维检查。

三、我的孕早期产检记录

检查实记

- [ ] HCG 检查　　[ ] 孕酮　　[ ] 雌二醇检查

- [ ] 肾功能　　[ ] 血常规　　[ ] 尿常规　　[ ] 血型

- [ ] 空腹血糖　　[ ] 肝功能　　[ ] TORCH 全套　　[ ] 乙肝丙肝筛查

- [ ] 梅毒螺旋体和 HIV 筛查　　[ ] 凝血检查　　[ ] 地中海贫血检查

- [ ] 甲状腺功能筛查　　[ ] 微量元素检查　　[ ] 心电图

- [ ] 宫颈细胞学检查　　[ ] 宫颈分泌物检测淋球菌

- [ ] 沙眼衣原体和细菌性阴道病的检测

- [ ] 妊娠早期 B 型超声检查　　[ ] B 型超声测量胎儿 NT 厚度

（PS：在做过的检查前的"□"打"√"）

医生交代的事情

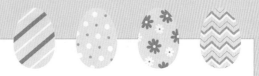

孕妈妈心语

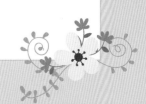

四、私人医生知心话: 不可忽视的血型

在孕早期需要测试孕妇的 ABO 血型和 Rh 血型，以及红细胞血型抗体和 Rh 血型抗体。一方面，可作为分娩时需要输血之用；另一方面，可以预防新生儿溶血或减轻溶血程度。

珍贵的"熊猫血"

大部分人的血细胞内都含有 Rh 基因，我们称之为 Rh+（Rh 阳性），如果体内没有这个基因，就称为 Rh-（Rh 阴性）。由于 Rh 阴性血比较罕见，是非常稀有的血液种类，所以又被称为"熊猫血"。

母子 Rh 血型不合

无论是 Rh 阴性血还是 Rh 阳性血，其差别仅仅是血型的不同，都属健康人群。但 Rh 阴性血者遇到特殊情况时其临床意义不容忽视。如果孕妇血型是 Rh 阴性，胎儿血型为 Rh 阳性，带有 Rh 阳性抗原的红细胞就会通过胎盘进入母体血液，产生相应的血型抗体，此抗体又经过胎盘进入胎儿血液循环，作用于胎儿红细胞，使胎儿红细胞遭到破坏，从而导致溶血。轻者出现黄疸、贫血等症状，即新生儿溶血，重者可引起核黄疸、脑瘫，造成终身致残或因心力衰竭而死亡。多次妊娠的女性容易发生溶血，第一胎则很少出现。

Rh 阴性女性的胎儿有溶血风险

由于 Rh 是显性遗传，所以只要夫妻中任何一方为 Rh 阳性血，那么胎儿就是 Rh 阳性血。因此，所有的孕妇在怀孕初期都要进行 Rh 血型检查。如果孕妇是 Rh 阴性血，那么就有可能发生新生儿溶血。此时可以检测丈夫的血型，如果丈夫也是 Rh 阴性血，胎儿就是 Rh 阴性血，不会有问题。如果丈夫是 Rh 阳性血，胎儿就是 Rh 阳性血，可能发生新生儿溶血，需采取应对措施。

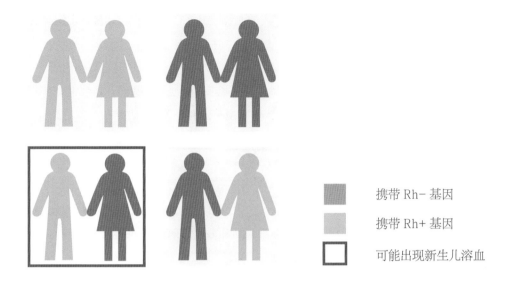

携带 Rh- 基因

携带 Rh+ 基因

可能出现新生儿溶血

有 Rh 溶血病风险时的应对措施

Rh 阴性血的孕妇可在怀孕 28 周和分娩后注射 Rh 抗体（Anti-D）。这种注射安全、有效，能阻止孕妇体内产生可穿过胎盘并攻击胎儿红细胞的抗体。Rh 阴性血的孕妇若在怀孕 12 周以后出现阴道流血或已接受绒毛取样检查、羊膜穿刺术等检查，也应注射 Rh 抗体。对于血型是 Rh 阴性的孕妇来说，如果分娩时需要输血，就要避免血型之间的不协调，以免引起输血的不良反应。

什么是 ABO 溶血病

一般，人类红细胞血型有两种分类方式：一种是 ABO 血型，也就是我们常说的 A 型、B 型、O 型和 AB 型；另一种是 Rh 血型，即 Rh 阳性和 Rh 阴性。如果孕妇的 ABO 血型是 O 型，而丈夫不是，那么将来生出的宝宝就有可能会发生 ABO 溶血性疾病。

可能会出现 ABO 溶血病的情况

孕妇血型为 O 型，丈夫为 A 型、B 型或 AB 型，若胎儿血型与父亲相同，就不会有新生儿溶血现象；如果胎儿血型与父亲不同，母体就可能产生对抗胎儿血红细胞的抗体，并经过胎盘进入胎儿体内，与胎儿体内的血红细胞抗原发生凝结，引起 ABO 血型不合溶血。

但是，并不是所有的 ABO 血型不合都会发生溶血。如果母体缺乏抗体 A 或抗体 B，即使孕妇为 O 型血，胎儿为 A 型或 B 型血，也不会发生溶血；如果胎儿血液中含有可溶性 A 或 B 物质，能将母体内的抗体 A 或抗体 B 中和，也不会发生溶血。

ABO 溶血病对宝宝健康的影响

ABO 溶血病的症状轻重差别很大。多数病情不重，一般表现为溶血性黄疸和溶血性贫血，可在出生后 24 ～ 48 小时出现，3 ～ 7 天消退，易被视为生理性黄疸而漏诊。有 ABO 溶血病的宝宝一般都有不同程度的贫血，但往往程度较轻，重度贫血仅占 5% 左右。少数情况下，宝宝的 ABO 溶血病症状较重，可发生重度黄疸或重度贫血，使胎儿脑神经核受损，甚至导致死胎。但与 Rh 溶血病相比，其黄疸程度、贫血程度都较轻，胆红素脑病发生率也较低。

如何避免宝宝出现 ABO 溶血

孕妇在第一次产检中血型检查时，如果检测出是 O 型血，且其丈夫不是 O 型血，可通过血液检查了解孕妇体内的抗体情况。如果抗体的浓度不是很高，那么宝宝发生严重 ABO 溶血病的可能性就不高；如果孕妇体内的抗体浓度较高，可在医生的指导下服用一些降低抗体活性的药物，以减少这些抗体对宝宝血红细胞的伤害。

有自然流产、胎死宫内或新生儿溶血死亡的病史，或者由于某种原因输过血，那么孕妇在产检时一定要告诉医生，因为这些情况会增加宝宝发生溶血性疾病的可能性，并在整个孕期定期检查血液中的抗体浓度。如果是第一次怀孕，没有不良孕产史，一般不需要检查 ABO 抗体，因为发生溶血的概率是很低的。

新生儿 ABO 溶血病的处理措施

轻症者，需密切观察小儿黄疸出现的时间以及黄疸和贫血的发展及其程度。

出生时贫血严重，应考虑输血。

积极采取治疗措施，可在医生的建议下采取激素、血浆、血蛋白、葡萄糖、中药等方式综合治疗，加速胆红素的正常代谢和排泄。

产后 2 个月内，注意红细胞再生功能障碍所致的贫血，必要时输血。

血型遗传规律表

双亲与子女的血型		
母亲血型	父亲血型	子女可能出现的血型
A	A	A、O
	B	A、B、AB、O
	AB	A、B、AB
	O	A、O
B	A	A、B、AB、O
	B	B、O
	AB	A、B、AB
	O	B、O
AB	A	A、B、AB
	B	A、B、AB
	AB	A、B、AB
	O	A、B
O	A	A、O
	B	B、O
	AB	A、B
	O	O
Rh 阴性	Rh 阴性	Rh 阴性
	Rh 阳性	Rh 阳性
Rh 阳性	Rh 阴性	Rh 阳性
	Rh 阳性	Rh 阳性

五、贴心医生答疑时间

　　孕早期是胚胎形成和急剧成长的关键期，也是孕妈妈努力适应怀孕状态的时期，这期间，孕妈妈可能会有诸多不适和疑问。对于这些困惑，不妨放松心态，听听医生怎么说吧！

Q 在家验孕怎么做

　　月经推迟 1 周以后，可购买早孕试纸在家验孕。早孕试纸的使用方法为：打开包装，用手持住纸条的上端，不要用手触摸试纸条实验区；取一杯尿液，最好是晨尿；将试纸带有箭头标志的一端浸入尿杯（尿样不允许超过 MAX 线），约 3 秒钟后取出平放。观察试纸，若反应区出现两条红线为"阳性"，出现一条红线为"阴性"。两条红线均明显多表示已怀孕，一深一浅表示有怀孕的可能，10 分钟之后仍为一条红线时表示未怀孕。5 分钟内无对照线出现，则表示测试无效。早孕试纸验孕准确率为 85% ~ 95%，因此即使在家用试纸测试已经怀孕了，也最好去医院做一个正规的检查。

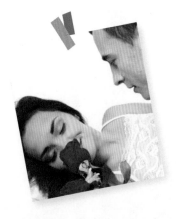

Q 早孕试纸能测出宫外孕吗

　　早孕试纸只能大致判断是否怀孕，不能判断是宫内妊娠还是宫外孕。早孕试纸主要是通过检查尿中 HCG 激素的存在来判断是否怀孕。如果是宫外孕，依然可以呈现出阳性或弱阳性的怀孕反应。想要确定是否为宫外孕，应去医院做进一步的检查，可在怀孕 5 周以后去医院做 B 超检查。

Q

怀孕征兆有哪些

停经是最大的怀孕征兆。当孕妈妈发现自己一向准时的"好朋友"迟迟不来光顾，需考虑自己是怀孕了。慢慢地，孕妈妈可能会出现恶心、呕吐、食欲不振或腹部不适等症状，常在晨起时较为明显。孕妈妈的饮食习惯也可能发生较大的改变，比如以前很爱吃的食物突然不喜欢吃了，或者特别想要吃自己以前从来不碰的食物。如果孕妈妈有测量基础体温的习惯，就会发现自己的基础体温一直处于居高不下（37℃左右）的状态。由于激素的作用，孕妈妈的乳房会变得更加柔软丰盈，乳晕颜色加深，乳房变得敏感，轻触便有胀痛感。有些孕妈妈还会出现尿频、便秘等现象。

Q

不知道怀孕，吃药了怎么办

在胎儿的发育过程中，存在一个致畸敏感期，即从停经33天左右到怀孕12周的一段时间。这段时间是胎儿器官分化形成的关键期，孕妈妈若服用药物，可能会对胎儿发育产生严重危害，应在医生的指导下进行优生咨询和产前诊断。若在后期的检查和诊断中发现胎儿畸形或发育异常，可根据诊断结果和医生的建议来考虑是否保留胎儿。切勿盲目保胎，因为致畸影响已经形成，很可能会导致死胎或胎儿出生后先天畸形。在停经的前33天里，若受精卵尚在进行细胞分裂，胚胎组织还没有分化，可能完全不受药物影响，胚胎继续发育而不产生畸形，也可能会引起流产。而过了孕12周以后，药物对胎儿的影响也会比致畸敏感期要小，但胎儿的神经系统等仍在不断发育中，一直持续到出生后，因此12周之后孕妈妈使用药物依然有可能对胎儿造成一定的影响，应遵照医嘱，谨慎用药。

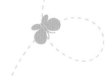

黄体酮低，怎么办

黄体酮又称孕酮，是由卵巢黄体分泌的一种天然孕激素，是维持妊娠所必需的激素。在孕早期，孕妈妈体内的黄体酮应该呈持续上升的状态，如果检查结果偏低，胚胎在母体内的生存就会不稳定，容易导致流产或胚胎停育的情况。此时，医生通常会给孕妈妈开补充黄体酮的药物，或注射黄体酮。大多数人在治疗后 10 多天就可以产生效果，但临床依然需要做后续观察。一般来说，如果黄体酮低，但依旧有胎心的话，可以继续治疗；如无胎心，则可以放弃治疗，不宜盲目保胎。

检查发现胚胎停育怎么办

胚胎停育是指妊娠早期胚胎因某种原因而停止发育的现象。它不同于妊娠中期和晚期的流产，因为它是在胚胎尚未形成或形成早期时就停止了发育。造成胚胎停育的原因很多，大部分与胚胎自身异常有关系，少数情况和黄体功能不足、高催乳素血症、甲状腺功能异常、糖尿病等有关。若孕妈妈产检时不幸被确诊为胚胎停育，最好在医生的指导下做人工流产处理。流产后至少间隔半年，最好间隔一年的时间后再怀孕，且再次妊娠前应查明胚胎停育原因，尤其是多次胚胎停育者，要根据原因进行治疗，并在怀孕后根据医生的建议定期产检，发现问题及时治疗。

确诊葡萄胎，怎么办

一旦确诊为葡萄胎，一定要及时进行清宫手术。清除葡萄胎后，应每周返回医院测量一次 HCG，直到测量的数值降到正常水平。此后仍需遵医嘱进行随访监测，最少坚持 2 年。2 年后，怀过葡萄胎的妇女也可以像正常女性一样孕育健康的胎儿，但在怀孕前最好做一个全面的孕前检查，如染色体检查等，孕期产检也要重视。

　　流产的主要症状是腹痛和阴道流血，这是由于胎盘剥离和子宫收缩造成的。如果孕妈妈在怀孕早期发现自己有不明原因的阴道流血、下腹疼痛，或有下坠感，常感觉腰酸，可能就是流产的前兆。此时，孕妈妈需要做的就是及时去医院进行检查，并在医生的指导下视具体情况选择是否保胎。如果胎宝宝自身异常，如存在宫外孕、葡萄胎等胚胎发育不良的情况，可在医生的指导下选择流产手术。如果要保胎，则必须在胚胎存活的情况下进行。胚胎存活是指医院尿检呈阳性、HCG 呈阳性、早期 B 超检查有胎芽发育及胎心反射、子宫随着妊娠月份而增大、孕 12 周后可观测到胎动、羊水平面随着妊娠月份而增大。一般需要经过多次连续检查后，最终确定胎宝宝是否存活。保胎时，孕妈妈应注意多卧床休息，少做下蹲或其他剧烈运动，保持心情舒畅、情绪放松，并在医生的指导下服用保胎药物。保胎 2 周后，若 B 超检查发现胚胎发育不良，血 HCG 数值持续不升或下降，表明难免流产，应终止妊娠。

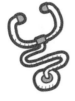

　　一般，在怀孕 12 周左右，医生运用胎心仪经孕妇腹壁可以听到胎宝宝的心跳，即胎心音。不过，经腹壁听到胎心音的位置及强弱，会因孕周、胎位以及腹壁脂肪厚度等情况发生变化。在孕早期，由于胎宝宝尚小或孕妈妈的腹部脂肪层较厚等因素，有时候即使使用精密的仪器也很难听到胎心音，更不用提自己在家用胎心仪监测胎心了。自己在家使用胎心仪还会涉及孕妈妈们是否能找对位置，是否会辨别胎心音和其他杂音等问题。因此，如果自己用胎心仪听不到胎心音也不用太着急，可以去医院做 B 超检查以确诊。

Q 发现卵巢囊肿怎么办

卵巢囊肿一般是在早期确定妊娠时做内诊而发现，当发现有卵巢囊肿时，应进一步做 B 超检查，以明确肿物的性质。如果卵巢的囊肿不大，不妨碍子宫的生长，可以产后切除；如果发生了蒂扭转、破裂或恶性病变，应随时手术。一般来说，妊娠早期发现的大约有 12% 是黄素囊肿，一般 3 个月内就消失了。如果是病理性的肿瘤，如巧克力囊肿、畸胎瘤、浆液性囊腺瘤等，在孕早期发现，可 3 个月后复查；如果是孕 3 个月后才发现的肿物，直径有 5 厘米以上，可以在妊娠第 18 ～ 20 周时手术切除。当孕晚期，卵巢肿瘤在子宫的下段，影响胎头入盆，应该果断决定剖宫产。在做剖宫产的同时应该认真探查两侧卵巢组织，并把卵巢肿物切除。

Q 孕早期患肝炎怎么办

孕妈妈如果在体检中查出患有肝炎，为了保证母婴安全，最好到医院全面评估疾病病情和传染性，进行孕期保健指导。一般情况下，患有轻度肝炎的孕妈妈可以继续妊娠，只需注意加强孕期保健并配合医生积极治疗。生活中要注意保持愉快舒畅的心情，注意环境与个人卫生，保持良好的起居习惯，进食富含蛋白质、碳水化合物及多种维生素的饮食，增强身体的抗病能力，也可遵医嘱适当服用一些对胎儿影响不大的保肝药物，定期复查肝功能及相关指标，以便对妊娠合并肝炎做到早发现、早诊断、早治疗，确保母婴安全。少数病情严重的患者，若继续妊娠，会加重肝脏负担，使病情恶化，因此一般主张先做短期支持疗法，然后采取人工流产中止妊娠。对于传染性肝炎，虽然母婴之间的病毒是直接传播的，但可以通过治疗有效阻断传播途径。

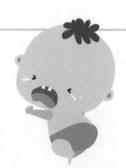

Q

孕妈妈吃不下，胎儿会缺乏营养吗

一些孕妈妈在孕早期的时候，由于孕吐或食欲不振，常常吃不下东西，这属于正常情况，进入孕中期这种情况就会慢慢好转。一般来说，怀孕初期胎宝宝对营养的需求相对较小，如果只是胃口不好，但还是能够保障基本的营养摄入，一般是不会影响胎宝宝的发育。因此，即使胃口不佳，孕妈妈们也不要有太大的压力，想吃的时候就吃，不想吃的时候也不用刻意勉强，可以采取少食多餐的方式进餐，多吃清淡、易消化的食物。同时，保持情志安定与舒畅，让好心情促进食欲。

Q

喝水都吐，正常吗

有些孕妈妈早孕反应非常严重，呕吐频繁，几乎什么东西都吃不进去，连喝水都会吐出来，这属于病理现象，必须及时就医。因为妊娠剧吐会使孕妇严重脱水、电解质紊乱，出现酸中毒和严重营养不良，甚至出现高热、昏迷，危及自身生命，胎宝宝的营养和发育状况也会受到影响。孕吐严重，身体非常虚弱者，应住院接受治疗，以减轻呕吐症状，同时保持良好的心态，一般 1～2 周即可出院。

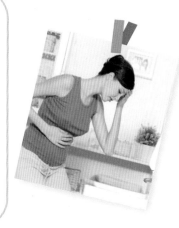

Q

老是犯困想睡觉怎么办

怀孕初期总是犯困、想睡觉，孕妈妈不用太过担心。在孕早期，嗜睡是正常现象，这与怀孕后体内激素水平的变化有关。孕妈妈的基础代谢增加，体内能量消耗快，血糖不足，也是引起嗜睡的原因。孕早期嗜睡一般发生在停经 6 周以后，可持续到怀孕 3 个月，之后就不太会感觉到强烈睡意。如果嗜睡症状严重或是到了孕中期还有明显的嗜睡现象，需要到医院就诊，听取医生的建议。

Q

孕早期便秘怎么办

怀孕后由于增大的子宫压迫胃肠，可导致胃肠道肌张力减弱、肠蠕动减慢而引起便秘。还有一些孕妈妈孕前就有过便秘，怀孕后由于运动量减少和饮食习惯的改变，以及怀孕后为保护胎儿上厕所会有些微恐惧感，会有意识地减少排便次数，以致便秘加重。孕早期便秘如果放任不管，在孕中、晚期以及产后，可能会进一步加重，甚至形成痔疮。孕早期便秘主要通过饮食来调理，可以适当多吃一些含维生素和膳食纤维多的食物，如新鲜蔬菜，且一日三餐要正常饮食，进餐时宜细嚼慢咽，以促进消化吸收。运动也可以缓解便秘，不过孕早期运动一定要以安全、柔和为原则，切不可过度。

Q

怀孕后腹痛是怎么回事

怀孕后若出现腹痛，应及时到医院做详细检查。因为在孕早期可导致孕妈妈腹痛的原因有很多，有可能是生理性的，即因为怀孕所引起的正常反应，也有可能是病理性的，预示着先兆流产、宫外孕等异常，孕妈妈必须引起重视。孕早期，由于胃酸分泌增多以及呕吐等早孕反应，孕妈妈可能会出现腹痛现象，这是正常的，随着孕早期结束，不适自然就会消失。但如果腹痛是一阵阵的，或是持续性的下腹坠痛，同时伴有腰痛、阴道出血等症状，则可能是先兆流产。孕妈妈需减少活动，多卧床休息。如果疼痛加剧或持续出血，需要立即就医。如是出现单侧下腹部剧痛，并伴有阴道出血或出现昏厥，可能是宫外孕，也应立即就诊。此外，吃了变质食物或过冷食物导致的肠痉挛，以及急性胃炎、急性胰腺炎等疾病也会让孕妈妈感觉肚子疼，如果是急性腹痛，必须及时就诊，避免病情恶化或发生流产。

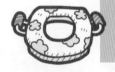

Q

尿频怎么办

在怀孕3个月的时候，子宫长到如拳头大小，会压迫膀胱，造成尿频。孕3月以后，子宫上升到腹腔内，对膀胱的压迫感逐渐消失，尿频也会随之减轻，直至孕晚期，又会出现尿频。出现尿频时，孕妈妈应讲究个人卫生，勤洗澡，勤换内衣；适当增加饮水量，勤排小便，预防尿路感染；饮食方面可多吃富含植物有机活性碱的食品，如新鲜蔬菜，以保持体内酸碱平衡，预防尿频加重。

Q

怀孕后长痘痘怎么办

怀孕时，受激素分泌的影响，皮脂腺分泌量增加，很多孕妈妈会觉得脸上比较油，一些孕妈妈的脸上、前胸或后背，会因为毛孔堵塞、细菌滋生而长出痘痘。这是正常的生理现象，孕妈妈无需过于在意，多注意孕期护理与保健即可。平时注意保持脸部及全身的清洁，不要挤捏痘痘，也不要用遮瑕化妆品，以免症状加重。饮食上可多吃蔬菜水果，少吃油炸辛辣食物。另外，一定要注意保持心情愉快、睡眠充足。

Q

怎么计算怀孕时间

医生通常从末次月经的第1天开始来推算怀孕时间。从末次月经的第1天开始，整个孕期是9个月零7天，共280天。每7天为1个孕周，共计40个孕周。每28天为1个孕月，共计10个孕月。例如，最后一次月经是8周前，可认为该孕妇怀孕8周。如果孕妈妈月经不准，胎龄常常和实际停经时间不一样，需要结合B超、阴道检查、发现怀孕的时间、出现早孕反应的时间、出现胎动的时间等来进行综合判断。

六、教你做暖心准爸爸

怀孕初期，孕妈妈在身体上、心理上都很不安、疲劳，丈夫要多观察和注意妻子，理解妻子的变化，多给予关心，多陪伴妻子，让自己成为其坚强的后盾，让妻子能安心孕育。

提前选好产检医院

陪伴孕妈妈度过孕产期这段重要日子的，不仅仅只有家人，还有产检医院。产检医院的选择关系到母子的平安和健康，必须慎重选择。因此，贴心的准爸爸最好提前查好资料，综合各种实际因素后选好产检医院，提前"占床"。而且，自国家二胎政策开放以来，生育高峰频现，各个医院尤其是大医院床位都非常有限，提前选好医院，建立好健康档案，可以让孕妈妈更加从容地安排好每次产检。

具体而言，准爸爸在选择产检医院时可以从以下几个方面进行综合考虑。

医疗技术

➡ 选择技术过硬、检查设备齐全、可以做产检全部项目的医院，如妇幼保健院。如果孕妈妈身体不是特别好，或是年龄大于 35 岁，可以选择大型的综合医院。

环境舒适度

➡ 医院技术好不等于环境舒适度就好。准爸爸最好去实地考察一番，看医院是否有足够宽敞和舒适的候诊空间，医院环境是否温馨，医护人员的服务态度怎么样。

便利性

➡ 医院离家的距离不能太远，交通一定要便捷，这样做产检的时候更省时方便。而且，万一有突发紧急情况，也能及时到达医院。

准爸爸可以上网查询、电话咨询，通过多种渠道切实了解医院的信息，然后和妻子一起商量、定好产检医院，为以后的检查和分娩做好准备。

陪孕妈妈做检查、帮孕妈妈排队

孕早期产检项目多，尤其是在建档时，各种繁琐的检查项目和资料准备，往往会让尚处于身体不适期的孕妈妈倍感无力。此时就是准爸爸发挥作用的时候了，准爸爸可以在产检时做孕妈妈的好帮手，帮她做一些小事情，让孕妈妈在产检时能够休息一下。

例如，碰到需要排队的情况，准爸爸可以让孕妈妈在一旁休息，自己去排队；进行称体重、量血压、抽血、尿检等项目时，准爸爸可以帮孕妈妈拿外套、包和产检资料；等待结果的时候，准爸爸可以接上一杯热水，让孕妈妈休息一会儿，自己在旁等待取结果；每次检查完，跟医生预约好下次检查的时间，以便准备充足……虽然这些都只是小事情，却可以让孕妈妈感到舒心和放松，压力也会减轻很多。

陪同孕妈妈一起去医院，可以让准爸爸更加了解妻子身上发生的变化，知悉怀孕期间的各个注意事项。而且在孕早期就可以听到胎儿的心跳了，作为准爸爸，难道你不想第一时间听到胎宝宝的小心脏扑通扑通跳动的声音吗？真实地感受自己就要当爸爸的事实，有助于准爸爸摆正心态。

其实，陪同产检并不会耽误准爸爸太多时间，同时还能安抚到妻子的情绪，适时表达自己的关心，何乐而不为呢？

向医生请教不懂的地方

怀孕初期，由于孕吐、疲倦、情绪多变等因素，很多孕妈妈在产检时常常忽略很多事情，此时，准爸爸需要记录每项检查时的结果和医生的所有意见，有任何不明白的地方和不确定的情况一定要及时向医生请教，或询问产科医生。毕竟第一次为人父母，总会有许多不懂的问题。

如果孕妈妈对检测结果感到担忧，准爸爸一定要表现得镇定并保持理性。虽然准爸爸也会感到担忧，但首要事情是安抚好妻子的情绪，同时向医生咨询情况。

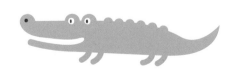

警惕孕妈妈的异常症状

　　怀孕的前3个月是胎宝宝非常脆弱的时期。此时，胎盘还没有稳固，胎宝宝对来自各方面的影响都特别敏感，一旦孕妈妈出现异常，准爸爸需引起重视，必要时带孕妈妈就医。

妊娠反应强烈

　　如果孕妈妈早期妊娠反应非常强烈，如孕吐严重，甚至不能进食，身体明显消瘦下来，准爸爸就必须带孕妈妈就医。同时，安慰好孕妈妈，给孕妈妈更多体贴，照顾好孕妈妈的起居和生活，并想办法让孕妈妈试着多吃一些东西。

腹部疼痛

　　如果孕妈妈出现腹痛，特别是一侧腹部疼痛，准爸爸一定要引起重视，因为这很可能是宫外孕引起的，需带孕妈妈就医并安排好手术。手术后也应照护好孕妈妈的身体和心理，毕竟胎宝宝的离去和身体上的伤害会给孕妈妈很大的打击，只有后续恢复好了，才能更好地迎接下一个宝宝。

阴道出血

　　如果孕妈妈出现少量断断续续的阴道流血，但没有腹痛情况，可能是先兆流产的症状。此时，准爸爸切不可慌乱，需安抚好孕妈妈的情绪，让她多休息、少劳累。如果出血一直不止或休息后不能好转，需带孕妈妈去医院检查，并在医生的建议下确定是否保胎。

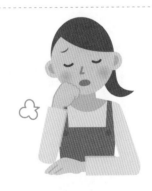

发热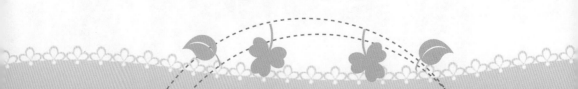

　　发热是常见的致畸因素，热度越高，持续越久，致畸性越强。如果孕妈妈只是轻微的发热，不需太过担心，可采用物理疗法，如照护孕妈妈洗温水澡，安排好孕妈妈的饮食和生活等。若孕妈妈体温超过38.5℃，准爸爸需带孕妈妈就医，以免危及母婴健康。

准爸爸的暖心厨房

孕早期饮食要点

饮食重质、不重量。孕早期，孕妈妈的饮食和怀孕前应保持差不多的习惯，即注重营养均衡、全面，重视食物的质量。补充优质蛋白质和维生素，不要摄取过多的脂肪。

少量多餐，慢点吃。怀孕初期，孕妈妈可能出现孕吐、胃口不好等症状，消化功能也减弱，饮食上应遵循少量多餐、清淡可口的原则，进餐时宜细嚼慢咽，以促进消化吸收。

即使吐出来也要吃。孕吐严重时一定要少食多餐，能吃就吃，切勿空腹。早上起床后，可以吃点饼干或水果，缓解晨吐。

零食可选择坚果和种子类食物。家中可常备核桃、松子、花生、杏仁、芝麻、南瓜籽等坚果类和种子类食物作为零食，这些食物对胎儿的大脑发育有帮助。

孕早期所需营养素和明星食材推荐

营养素	推荐原因	推荐食材	配图
叶酸	孕早期补充叶酸，对预防胎儿缺陷和孕妈妈贫血有着重要意义。孕早期若缺乏叶酸，可导致胎儿神经管发育缺陷，增加脊柱裂、无脑儿的发生率。除了口服叶酸片外，可多进食富含叶酸的食物	鸡肝、猪肝、蛋黄、菠菜、上海青、豌豆、黄豆、鸡腿菇、紫菜、花生、柑橘等	
维生素 B_6	维生素 B_6 是人体内一种作用于氨基酸的辅酶，被称为"女性的维生素"，可以缓解孕早期的呕吐症状，使孕妈妈精力充沛	牛肉、鸡肉、鱼肉、鸡蛋、土豆、豌豆、黄豆、胡萝卜、核桃、花生、香蕉、麦芽糖等	

松仁菠菜

原料: 菠菜 270 克,松仁 35 克。

调料: 盐 3 克,鸡粉 2 克,食用油 15 毫升。

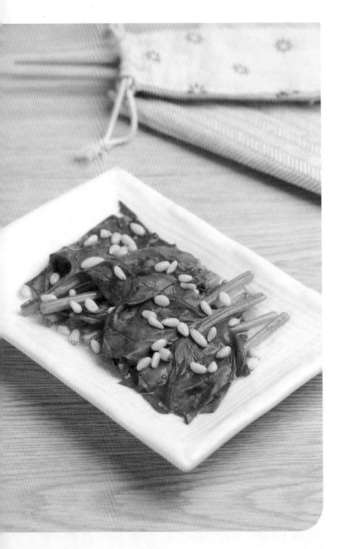

做法:

1. 洗净的菠菜切三段。

2. 冷锅中倒入适量食用油,放入松仁,用小火翻炒至香味飘出。

3. 关火后盛出炒好的松仁,装碟待用。

4. 往松仁里撒上少许盐,拌匀,待用。

5. 锅留底油,倒入切好的菠菜,用大火翻炒 2 分钟至熟,加入盐、鸡粉,炒匀。

6. 关火后盛出炒好的菠菜,装盘,撒上拌好盐的松仁即可。

扫一扫·轻松学

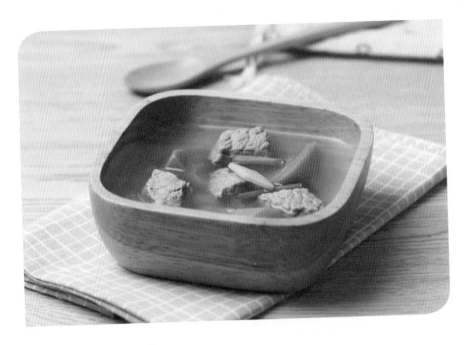

胡萝卜牛肉汤

原料： 牛肉 125 克，胡萝卜 100 克，姜片、葱
段各少许。

调料： 盐、鸡粉各 1 克，胡椒粉 2 克。

扫一扫·轻松学

做法：

1. 洗净去皮的胡萝卜切滚刀块，洗好的牛肉切块。

2. 深烧锅中注水烧热，倒入牛肉，汆去血水和脏污，捞出，沥干水分，装
盘待用。

3. 将洗净的深烧锅置火上，注水烧开，倒入牛肉、姜片、葱段，搅匀。

4. 加盖，用大火煮开后转小火续煮 1 小时至熟软。

5. 揭盖，倒入胡萝卜，搅匀；加盖，续煮 30 分钟至胡萝卜熟软。

6. 揭盖，加入盐、鸡粉、胡椒粉，搅匀调味。

7. 关火后盛出煮好的汤，装碗即可。

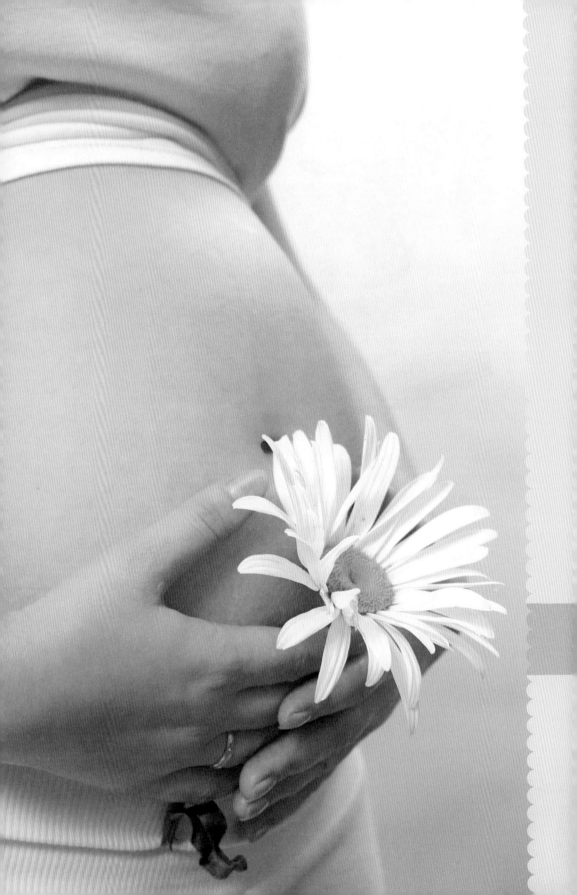

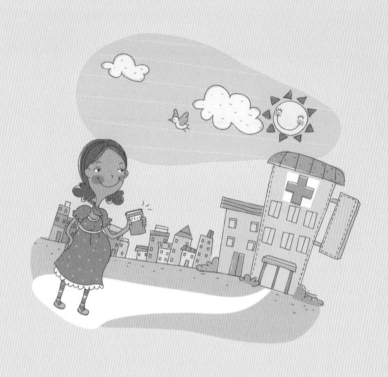

Chapter 3

孕中期，别做糖妈妈

孕中期是相对平稳的一段时间。孕妈妈渐渐适应了怀孕的状态，早孕反应也已经消失，可能会感觉很舒服。孕妈妈在本阶段除了做常规检查之外，还要进行唐氏筛查、B超大排畸、糖尿病筛查等重点检查，这些检查各有什么意义、检查结果又代表什么意思，我们一起来看看吧。

一、母体与胎儿的变化

进入孕中期，胎儿的情况进一步稳定，正在妈妈的子宫里茁壮成长；而妈妈从外形上看也一天天地更像一个孕妇了，圆圆的肚子一点点地突出。虽然这时候早孕反应已经逐渐消退，孕妈妈们却要迎接更多的变化与挑战。

孕中期孕妇的身体变化	
孕 4 月	·进入孕中期，腹部开始隆起，重心前移，骨盆前倾 ·妊娠反应基本消失，胃口变好，食量有明显的增加 ·随着孕激素的分泌，有的孕妈妈妊娠斑、妊娠纹等开始明显增多 ·易感疲倦，伴随便秘、胃灼热、胀气、水肿、牙龈出血等多种不适
孕 5 月	·子宫继续增大，下腹部隆起明显，孕味十足 ·乳晕和乳头的颜色更深，乳房更大了 ·大部分孕妈妈此时可以感觉到明显的胎动 ·出现心慌、气短等感觉，有时还会伴随便秘、易疲倦等孕期不适
孕 6 月	·身体越来越沉重，体重大约以每周增加 250 克的速度迅速增长 ·感受到的胎动愈发频繁，胎宝宝的心跳十分有力 ·阴道分泌物持续增加 ·有的孕妈妈可能会出现便秘、消化不良、头痛、鼻塞、牙龈出血、腰酸背痛、腹部瘙痒等孕期不适
孕 7 月	·子宫变得更加膨大，胎动的感觉愈发明显 ·由于子宫对胃部的压迫，食欲会有所降低，很容易产生饱胀感 ·腰围更粗，体重较妊娠前增加了 7 ~ 9 千克 ·下肢静脉曲张严重，有的孕妈妈还会出现便秘、腰酸背痛、高血压和蛋白尿等

	孕中期胎儿的发育情况
孕 4 月	·身长大约有 12 厘米，体重迅速增长，可达 150 克 ·心脏搏动更加活跃，内脏发育基本完成 ·各器官发育更完善，循环系统和尿道已经进入了正常的工作状态 ·可以做皱眉、吮吸手指等动作了
孕 5 月	·身长长到 16 厘米，体重为 250 ~ 300 克 ·味觉、嗅觉、触觉、视觉和听觉等从现在开始在大脑中专门的区域里发育 ·开始长出头发，全身长出细毛，眉毛形成，嘴巴会张合 ·体内基本构造进入最后完成阶段，之前已出现的器官不断增大并成熟
孕 6 月	·身长约为 25 厘米，体重增长至 500 ~ 550 克 ·身体逐渐匀称，面目清晰，皮肤发红发皱，毛发完整 ·手足活动明显增多，身体的位置常在羊水中变动，胎位不固定 ·牙齿开始发育，骨骼相当结实，轮廓明显
孕 7 月	·身长约 38 厘米，坐高约 26 厘米，体重约 1200 克，几乎占满了整个子宫 ·大脑发育进入了一个高峰期，脑细胞迅速增殖分化，体积增大 ·胎动更加多样化和频繁，体力增强，能对母体的刺激做出反应 ·重要的神经中枢，如呼吸、吞咽、体温调节等发育完备

二、贴心制订产检日程

进入孕中期，胎儿情况趋于平稳，孕妈妈也开始显怀了。这个时期要坚持做好产检，因为产检是了解胎宝宝状况和监护孕妈妈健康状况的主要途径。现在就来看看孕中期的产检日程吧。

孕中期产检全知道

孕中期产检项目		检查目的
必检项目	血压	时刻监测孕妈妈的血压值，谨防高血压和低血压
	体重	随时监测体重增长情况；孕期体重每周增加值应小于 0.5 千克
	宫底高度	了解胎宝宝的大小及增长情况
	腹围	了解胎宝宝的大小及增长情况
	胎心率	有无胎心，胎心速率是否正常
	唐氏筛查	筛查患唐氏综合征患儿的概率
	B 超大排畸	筛查胎宝宝体表及器官组织有无异常
	妊娠糖尿病筛查	了解是否患有妊娠糖尿病
	血常规	检查有无贫血
	尿常规	了解肾脏情况
特殊项目	羊膜腔穿刺进行胎儿染色体检查	进一步筛查胎儿是否畸形，主要是通过分析羊水中染色体是否正常来判定，准确率 100%
	宫颈评估	B 型超声测量宫颈长度
	抗 D 滴度复查	Rh（－）血型妈妈必查项目，为了避免新生儿溶血病的发生
	宫颈阴道分泌物 fFN 检测	了解是否有早产征兆

第二次产检

　　孕 14 ~ 19^{+6} 周是孕妈妈做第二次产检的时候了，孕妈妈需到之前建档的医院进行产前检查，重点做好唐氏筛查。

孕 14 ~ 19^{+6} 周：重视唐氏筛查

　　唐氏筛查，是一种通过抽取孕妇血清，检测母体血清中甲型胎儿蛋白、绒毛促性腺激素和游离雌三醇的浓度，并结合孕妇的预产期、体重、年龄和采血时的孕周等，计算胎儿出现唐氏综合征的危险系数的检测方法。唐氏综合征又叫做 21 三体综合征、先天愚型，是指患者的第 21 对染色体比正常人多出一条（正常人为一对），是常见的染色体非整倍体疾病。

　　唐氏综合征是一种偶发性疾病，每一个孕妈妈都有可能生出唐氏儿，生出唐氏儿的概率会随着孕妈妈年龄的增长而增加。唐氏儿出生后不仅有严重的智力障碍，而且还伴有多种器官的异常，如先天性心脏病等，生活不能自理，需要家人长期照顾，给家庭带来很大的精神及经济负担。因此，为了优生优育，所有孕妈妈都不宜忽视做该项检查。

　　一般来说，在孕 14 ~ 19^{+6} 周，孕妈妈的产检日程安排中会进行一次唐氏筛查。这个时期是做唐氏筛查的较佳时期，但是各个医院的情况不同，具体唐氏筛查时间以医院通知为准。做唐氏筛查前，孕妈妈需要准备好详细的个人资料，在检查之前，注意少吃油腻食物和水果等，以免影响检查结果的准确性。另外，在检查的前 1 天晚上 10 点后，不要进食、喝水。

　　唐氏筛查可以查出 80% 的唐氏儿。迄今为止，针对染色体疾病还没有科学有效的治疗手段。因此，降低生育染色体疾病患儿风险的最好方法是尽早通过产前遗传咨询以及产前检测、诊断等方式，及早发现并解决问题。

　　做完唐氏筛查，结果显示为"高危"的孕妈妈，一般会被建议做无创 DNA 产前检测，以确定胎宝宝的健康状况。

　　无创 DNA 产前检测又称为无创胎儿染色体非整倍体检测，是通过采集孕妈妈外周血 10 毫升，从血液中提取游离 DNA（包括孕妈妈的 DNA 和胎宝宝的 DNA），进行测序，并将测序结果进行生物信息分析，从而检测胎儿是否患三大染色体疾病的方法。

　　母体血浆中含有胎儿游离 DNA，为该项目提供现实依据。胎儿染色体异常会带来母体中 DNA 含量微量变化，通过深度测序及生物信息可分析检测到该变化，为项目提供理论依据。一般在孕 12 周后采集孕妈妈的静脉血进行检查，出报告的时间大约为 1 周，有利于早期妊娠干预。

根据美国妇产科学会（ACOG）与美国母胎医学会（SMFM）共同发表的委员会指导意见，无创 DNA 产前检测作为非整倍体高危人群的初筛检测，主要用于以下人群。

- 年龄超过 35 岁，不愿选择有创产前诊断的孕妇。

- 唐氏筛查结果为高风险或者单项指标值改变，不愿选择有创产前诊断的孕妇。

- 孕期 B 超胎儿 NT 值增高或其他解剖结构异常，不愿选择有创产前诊断的孕妇。

- 各种病毒携带者。

- 胎盘前置、胎盘低置者。

- 羊水过少。

- Rh 血型阴性。

- 有流产史、先兆流产。

- 珍贵儿。

- 希望排除胎儿 21 三体、18 三体、13 三体综合征，自愿选择无创产前检测的孕妇。

- 血清筛查阳性的孕妇。

- 对产前诊断有心理障碍的孕妇。

　　无创 DNA 产前检测避免了将相关设备深入到孕妈妈的子宫内进行取样时的感染风险，也不会给本来就紧张的孕妈妈带来更大的精神压力，检查准确率高达 99%。而且，无创 DNA 产前检测的取样方法较为简单，一步到位，避免了孕妈妈们对唐筛高危的担忧、对羊水穿刺的恐惧以及多次检查跑医院的疲惫和等待，既可靠，又安全。未来，无创 DNA 产前检测可作为普遍的检测技术，提高健康胎儿的出生比例，为广大育龄人群提供更为安心的产检和贴心的保障。

　　在唐氏综合征产前筛查中，结果显示"高危"的孕妈妈，也可以做羊膜腔穿刺，同样可以测定胎宝宝为唐氏儿的风险。

羊膜腔穿刺术	
手术人群	大龄产妇；曾经生过缺陷婴儿者；家族里有出生缺陷史；孕妈妈本人有出生缺陷；准爸爸有出生缺陷；唐氏筛查显示"高危"者
手术时长	5 ~ 10 分钟
手术疼痛感	会有酸酸麻麻的感觉
手术危险性	较小，主要包括胎儿、胎盘或脐带的伤害或感染，导致早产或流产，建议孕妈妈到大型正规医院由有经验的医生进行检查
手术时机	怀孕 18 ~ 20 周为佳，因此此时孕妈妈的羊水中活细胞比例较高
术后注意	术后当天不要洗澡，扎针的地方可能会疼痛，会有阴道出血、分泌物增加，都是正常现象，不需服药，稍微休息几天即可；如果痛感强烈，伴有发热，就要及时就医
温馨提示	该手术的化验结果等待时间略长，一般为 15 天左右，孕妈妈可以预约检查时间，等待期间要心平气和，不可急躁

看懂你的产检报告单

唐氏筛查

××省××医院检验报告单

姓名：   送检单位：

出生日期：1990-12-01   送检医生：

末次月经：2016-03-23

预产年龄：26.07   孕周计算基于：LMP   胎儿个数：1

样本信息

样本编号：   采样日期：2016-08-01

采样时孕周：18周5天   体重：61kg

备注：

标记物	结果	单位	校正MOM	参考范围
AFP	34.22	U/mL	0.71	0.7-2.5
β-HCG	2.99	ng/mL	0.29	0.25-2.5

风险计算项目

筛查项目：21三体综合征

风险值：1:12 000

筛查结果：**低风险**

```
1:270
              T21
              1:12000
```

筛查项目：18三体综合征

风险值：1:2 000

筛查结果：**低风险**

```
1:350
              T18
              1:2000
```

筛查项目：NTD

风险值：

筛查结果：**低风险**

AFP：

是甲胎蛋白的英文缩写，能维护正常妊娠，保护胎宝宝不受母体排斥。一般在孕6周开始出现，随着胎龄的增长，会越来越多。胎宝宝出生后，又会逐渐下降至孕前正常水平。

β-HCG：

为人绒毛膜促性腺激素的浓度。游离的绒毛膜促性腺激素是由胎盘细胞合成的人绒毛膜促性腺激素，由 $-\alpha$ 和 $-\beta$ 两个亚单位构成。HCG以两种形式存在，完整的 HCG 和单独的 $-\beta$ 链。两种 HCG 都有活性，但只有 $-\beta$ 单链形式存在的 HCG 才是测定的特异分子。由于 HCG-α 链与 LH-α 链具有相同的结构，为避免与 LH 发生交叉反应，在做唐氏筛查时通常会测定特异的 β-HCG 浓度。医生会将测得的 β-HCG 数据连同孕妈妈的年龄、体重以及孕周通过计算机测算出胎宝宝患唐氏综合征的风险程度。

18 三体综合征风险率：

风险截断值为 1/350，此项检查结果为 1/2000，远远低于风险截断值，表明患 18 三体综合征的概率很低。

21 三体综合征风险率：

风险截断值为 1/270，此项检查结果为 1/12000，远远低于风险截断值，表明患唐氏综合征的概率很低。

医生有话说：

①低风险只表明胎儿发生该种先天异常的概率很低，并不能完全排除这种异常的可能性；高风险只表明胎儿发生该种先天异常的可能性较大，并不是确诊。

②母血清产前筛查技术国际公认筛查效率：结合孕早期和孕中期两次筛查，唐氏综合征的预期检出率为 80%。

第三次产检

孕妈妈已经经历了两次产检，跟自己的产科医生应该也逐渐熟悉起来。做第三次产检时，可以好好地放松心情了。

孕 20 ~ 23^{+6} 周：B 超大排畸

在孕 20 ~ 23^{+6} 周，除了前面所提到的常规产检项目之外，孕妈妈的重点产检项目是 B 超大排畸。B 超大排畸检查的意义非常重大，其主要目的是筛查胎宝宝的体表及器官组织有无异常。另外，此时也是早期发现并及时终止严重异常胎儿的最佳时间。

一般来说，在孕 20 ~ 23^{+6} 周，胎儿的大脑正处于突飞猛进的发育时期，胎宝宝的结构已经基本形成，另外，这一时期孕妈妈的羊水相对较多，胎宝宝的大小比例适中，在子宫内有较大的活动空间，胎儿骨骼回声影响也较小。因此，此时进行超声波检查，能比较清晰地看到胎宝宝的各个器官的发育状况，并可以诊断出胎儿头部、四肢、脊柱等畸形的情况。

B 超大排畸的检查时间通常为 15 ~ 20 分钟，一般来说，它能检查出大方面的畸形，例如新生儿先天性心脏病、开放性脊柱裂、内脏外翻、唇腭裂、脑部异常、四肢畸形、胎儿水肿、多指（趾）等。但该检查并不是万能的，像新生儿的耳聋、白内障等疾病就无法检测出来。

孕妈妈需要注意的是，在检查之前不需要空腹，在相关的专业医院排队等候，快轮到的时候，去厕所排空尿液即可进行检查。检查之前，孕妈妈需要保持轻松愉快的心情，不然会影响胎宝宝面部表情的呈现。另外，如果胎宝宝的体位不对，无法看清其脸部和其他部位的话，孕妈妈可以在准爸爸的陪同下出去走走，再回来继续检查，切不可焦虑不安。

除了 B 超之外，孕妈妈还应关注自己的宫高和腹围。宫高是指从下腹耻骨联合处到子宫底的长度，是判断子宫大小的数据之一。腹围是指经髂嵴点的腹部水平围长，两者的测量是判断胎宝宝大小、了解其发育状况的主要依据。宫高和腹围的增长是有一定的规律和标准的，一般从孕 20 周开始，每 4 周测量 1 次，孕 28 ~ 36 周每 2 周测量 1 次，孕 37 周后每周测量 1 次。孕妈妈可以在产检时测量，也可以自己在家测量。如果宫高连续两周没有变化，建议去医院检查。

不同孕周宫高对照表	
孕 20 周	16 ~ 20.5 厘米
孕 21 周	17 ~ 21.5 厘米
孕 22 周	18 ~ 22.5 厘米
孕 23 周	19 ~ 23.5 厘米
孕 24 周	20 ~ 24.5 厘米
孕 25 周	21 ~ 25.5 厘米
孕 26 周	21.5 ~ 26.5 厘米
孕 27 周	22.5 ~ 27.5 厘米
孕 28 周	23 ~ 28.5 厘米
孕 29 周	23.5 ~ 29.5 厘米
孕 30 周	24 ~ 30.5 厘米

不同孕周宫高对照表	
孕 31 周	25 ~ 31.5 厘米
孕 32 周	26 ~ 32.5 厘米
孕 33 周	27 ~ 33.5 厘米
孕 34 周	27.5 ~ 34.5 厘米
孕 35 周	28.5 ~ 35.5 厘米
孕 36 周	29 ~ 36.5 厘米
孕 37 周	29.5 ~ 37.5 厘米
孕 38 周	30.5 ~ 38.5 厘米
孕 39 周	31 ~ 38.5 厘米
孕 40 周	32 ~ 38.5 厘米

不同月份腹围对照表			
孕月	腹围下限	腹围上限	标准
5	76 厘米	89 厘米	82 厘米
6	80 厘米	91 厘米	85 厘米
7	82 厘米	94 厘米	87 厘米
8	84 厘米	95 厘米	89 厘米
9	86 厘米	98 厘米	92 厘米
10	89 厘米	100 厘米	94 厘米

♥ 看懂你的产检报告单

B 超大排畸

××省××医院
四维彩色多普勒超声检查报告单

检查日期：

姓名：　　　　　性别：　　　　　年龄：　　　　　检查号：

住院号：　　　　科别：妇产科　　　床号：　　　　设备：

临床诊断：

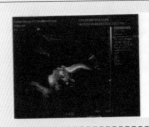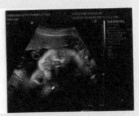

超声所见：

因胎儿孕周较大，孕妇腹壁较厚，胎儿部分切面显示欠清。可显示切面探查：

胎儿测值：

BPD: 74mm　HC: 280mm　AC: 262mm　FL: 56mm　HL: 50mm　TCD: 34mm　侧脑室宽约: 6mm　AFV:40mm　AFI: 141mm　胎盘厚: 32mm　HR: 144bpm，律齐脐动脉 V_{max}: 51.4cm/s，V_{min}:16.3cm/s，RI: 0.68，S/D:3.15　胎儿体重估测:
1492g+/-221g

胎儿描述：

胎位：头位。

胎儿头部：颅骨呈椭圆形强回声环，两侧大脑半球对称，脑中线居中，侧脑室无明显扩张，透明隔腔可见，丘脑可见、左右对称。小脑横切面上，小脑半球形态无明显异常，左右对称，小脑蚓部可见，后颅窝池无明显增大。

胎儿面部：胎儿双侧眼球可显示，两侧对称，可显示双鼻孔，上唇皮肤回声未见明显连续性中断。

胎儿脊柱：部分切面可见。

胎儿心脏：部分切面可见。心尖指向胸腔左侧，心胸比例无明显增大。四腔心切面可清楚显示，左、右心房及左、右心室大小基本对称，房间隔卵圆瓣可见，心脏中央"十"字交叉存在，左、右房室瓣清楚，两侧房室瓣均可见启闭运动。左、右心室室壁运动未见明显异常。心包腔未见明显积液分离暗区。

胎儿肺：双肺可见，回声均匀。

胎儿腹壁：腹壁回声未见明显连续性中断，脐带插入胎儿腹壁可见，脐带根部未见明显包块。

胎儿肝胆胃肠：肝脏、胃、肠可见。

胎儿双肾及膀胱：双肾、膀胱可见，双侧肾盂无分离暗区。

胎儿四肢：部分切面可见。

胎儿脐带：脐动脉 2 条。颈部皮肤未见压迹。

胎盘：胎盘附着在子宫前壁，胎盘 0 级。脐带入口距胎盘上缘边缘处约 13mm。

超声提示：

1. 宫内妊娠，单活胎，头位，胎盘 0 级。
2. 边缘性胎盘脐带入口声像。

BPD:

双顶径，头部左右两侧之间最长部位的长度。按一般规律，在孕5个月以后，基本与怀孕月份相符。也就是说，妊娠28周（7个月）时BPD约为7.0厘米，孕32周（8个月）时约为8.0厘米，以此类推。

HC、AC、FL、HL:

HC指头围，胎儿环头一周的长度，可以据此了解胎儿的发育状况；AC指腹围，胎儿肚子一周的长度；FL指股骨长，胎儿大腿骨的长度；HL指肱骨长，胎儿上臂骨的长度。

TCD:

小脑横径，主要用于测定正确的孕周。

AFI、AFV:

AFI是羊水指数，做B超时，以孕妇的脐部为中心，分上、下、左、右4区域，将4个区域的羊水深度相加，就得到羊水指数；AFV是羊水最大暗区垂直深度测定。

S/D:

脐动脉血流收缩期最大血流速度（S）与舒张期末期血流速度（D）的比。

RI:

脐动脉血流阻力指数，阻力高就是提示胎儿缺氧。

HR:

胎儿的心率，正常值应为120～160次/分。

脐带入口距胎盘上缘处约13mm:

是指脐带从胎盘的边缘插入，可能会影响生产方式，建议产前复查B超。

第四次产检

这次产检的内容和前几次差不多，测宫高、量腹围、血常规、尿常规等都不能少，除此之外，还要进行妊娠糖尿病筛查。

孕 24 ~ 27^{+6} 周：妊娠糖尿病筛查

孕妈妈患糖尿病主要有两种情况，一种是孕前患有糖尿病，孕后糖尿病加重；另一种是怀孕期间形成的糖尿病，即妊娠糖尿病。据科学统计，在妊娠期间，首次发生糖耐量异常的概率为 1% ~ 3%。

很多孕妈妈可能会有这样的疑虑，妊娠糖尿病筛查是一定要做的产检项目吗？答案是肯定的。妊娠糖尿病和普通的糖尿病不一样，对于孕妈妈本身来说，除了会出现"三多"的症状——多饮、多食、多尿，还可能导致生殖系统念珠菌感染反复发作；而对于腹中的胎儿来说，它会影响胎宝宝正常的生长发育速度，导致其发育迟缓甚至胚胎停育。因此，妊娠糖尿病筛查至关重要，一定要做。

妊娠糖尿病筛查一般是在孕 24 ~ 27^{+6} 周进行，其主要是通过测量孕妈妈的空腹血糖值、餐后 1 小时血糖值和餐后 2 小时血糖值，来作为妊娠糖尿病筛查的依据和参考。3 项中任何 1 项的值达到和超过临界值，都需要进一步进行糖耐量试验，以明确孕妈妈是否有妊娠糖尿病。

孕妈妈做妊娠糖尿病筛查需要注意以下几点。

- 检查前 2 周要减少淀粉的摄入量。尽量少食用主食，建议将每餐主食的摄入量控制在 50 克以内，每天主食的摄入量最好不超过 250 克。例如早餐尽量不喝米粥，可以用牛奶、豆浆等代替。

- 检查前 2 周要控制糖分的摄入，尽量少吃含糖食品和高油脂食品。这里的含糖食品指的是不经过任何转化，直接能被人体吸收的含有精糖的甜食、饮料等。

- 抽血时间掌握好，要在喝完医院提供的糖水后的 1 小时抽血。如果从 7 点 10 分开始喝糖水，7 点 20 分喝完，那就要在 8 点 20 分再抽血。

- 多吃蔬菜，每日不少于 500 克，以补充维生素和膳食纤维。

- 适度运动，饭后可以散散步，以消耗掉体内过多的糖分。

- 在做糖尿病筛查的前 1 天，最好以吃清淡的素食为主。

- 前 1 天晚上 8 点以后不要进食，水也要少喝。

- 喝糖水的时候不要太快，也不要一口喝完，最好控制在 3 ~ 5 分钟喝完。喝完后可以多走动走动，这样 1 个小时内能量会有所消耗，能帮助降低血糖浓度。

具有糖尿病高危因素的孕妈妈主要有：有糖尿病家族史、巨大儿分娩史的孕妈妈，乙型肝炎表面抗原携带者，高龄产妇，肥胖产妇等。

孕妈妈主要应从孕期的饮食方面注意预防自己成为一名"糖妈妈"，尤其是具有糖尿病高危因素的孕妈妈，更应注意防止摄入过量含糖较高的食物，控制孕期体重的增长速度，防止妊娠期糖尿病的发生。具体方法为如下三点。

注意餐次分配

孕妈妈宜控制好每日的饮食总量，并坚持少吃多餐，建议将每天应摄入的食物分成 5 ~ 6 餐，晚餐与次日的早餐时间间隔不宜过长，睡前可以稍微吃一点点心。

保证饮食清淡

孕妈妈宜控制好日常饮食中植物油和动物性脂肪的摄入量，尽量少用煎、炸的烹调方式，选择蒸、煮、炖等方式烹饪食物，以保证饮食的清淡。

多摄入膳食纤维

在可摄取的份量范围内，多摄入膳食纤维含量高的食物，如用糙米、五谷米饭代替白米饭，多吃新鲜的蔬菜和水果等，要少喝或不喝饮料。

孕妈妈一旦被检查出了妊娠糖尿病也不必过于惊慌，除了遵照医嘱服用药物之外，可以每天在家自己监测血糖值，并做好运动辅助，将血糖尽快控制在合理的范围内。

看懂你的产检报告单

OGTT

空腹血糖:

是指空腹抽血测得的数值。抽完血后在 5 分钟之内口服 75 克葡萄糖,不可进食,需安静地坐在椅子上。

餐后 1 小时血糖:

是指口服 75 克葡萄糖后 1 小时血糖测量值。根据结果比对,属于正常范围。

餐后 2 小时血糖:

是指口服 75 克葡萄糖后 2 小时血糖测量值。根据结果比对,属于正常范围。

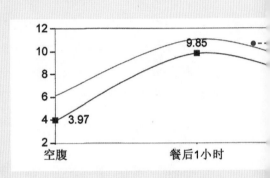

×× 省 ×	
姓名:	性别: 女
患者编号:	科室: 妇产科

项目		结果
1.GLU	空腹血糖	3.97
2.GLU-1	餐后 1 小时血糖	9.85
3.GLU-2	餐后 2 小时血糖	6.43

结果解释:

1. 正常糖耐量

空腹血糖 < 6.11mmol/L,口服葡萄糖 30 ~ 60 分钟达高峰,峰值 < 11.1mmol/L; 2 小时恢复到正常水平,即 < 7.8mmol/L

2. 糖尿病性糖耐量

空腹血糖浓度 ≥ 7.0mmol/L;服糖后血糖急剧升高,峰时后延峰值超过 11.1mmol/L, 2 小时后仍高于正常水平。其中服糖后 2 小时的血糖水平是最重要的判断指标。

3. 糖耐量受损(IGT)

空腹血糖 6.11 ~ 7.0mmol/L, 2 小时后血糖水平: 7.8mmol/L ≤ 2 小时血糖 ≤ 11.1mmol/L, IGT 患者长期随诊,最终约有

院检验报告单

年龄：	标本类型：血清	
床号：	临床诊断：	

单位	参考值
mmol/L	3.89 ~ 6.11
mmol/L	3.89 ~ 11.10
mmol/L	3.89 ~ 7.80

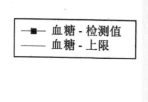

——■——血糖 - 检测值
————血糖 - 上限

后2小时

的人能恢复正常，1/3 的人仍为糖耐量受损，1/3
最终转为糖尿病。
其他糖耐量异常
）平坦型耐糖曲线：①空腹血糖水平正常；②服糖
见血糖以正常形式升高。不出现血糖高峰，曲线
；③较短时间内（一般 1 小时内）血糖即可恢复
。
）储存延迟型耐糖曲线：服糖后血糖水平急剧升高，
出现早，且超过 11.1mmol/L，而 2 小时值又低
腹水平。

耐糖曲线：

此曲线是根据 OGTT 的三个测量值绘制的。通过曲线能更直观地看出血糖是否异常及异常类型。

医生有话说：

①口服葡萄糖耐量试验（OGTT）受多种因素影响，如年龄、饮食、健康状况、胃肠道功能、某些药物和精神因素等。

②对于胃肠道手术或胃肠功能紊乱影响糖吸收的患者，糖耐量试验不宜口服进行，而需采用静脉葡萄糖耐量试验（IGTT）。对 OGTT 正常但有糖尿病家族史者，可进行可的松 OGTT。

③若正在使用胰岛素治疗，则必须在试验前三天停用胰岛素。

三、我的孕中期产检记录

检查实记

　　□ 孕中期唐氏筛查

　　□ 羊膜腔穿刺进行胎儿染色体检查

　　□ 无创 DNA 产前检测

　　□ B 超大排畸四维彩超检查

　　□ 血常规　　□ 尿常规　　□ 宫颈评估

　　□ 妊娠糖尿病筛查　　□ 抗 D 滴度复查

　　□ 抗体效价检查

　　□ 宫颈阴道分泌物 fFN 检测

　　（PS：在做过的检查前的打 "□" 内 "√"）

医生交代的事情

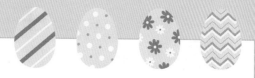

孕妈妈心语

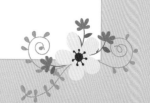

四、私人医生知心话: 自我监测胎动

胎动是胎儿正常的生理活动, 孕中期的孕妈妈已经可以明显感知到胎动。这一时期孕妈妈可以自我监测胎动, 以监护胎宝宝的健康。胎动是有规律的, 孕妈妈可以一边计数一边体会。

胎动规律

胎动是有规律的, 一天中有两个时间段胎儿活动最为频繁, 一个是晚上7:00到9:00, 另一个是晚上11:00到第2天凌晨1:00, 不同孕周的胎动规律也有所不同。

孕16～20周

运动量: 小动作、不激烈
孕妈妈的感觉: 比较微弱, 不明显
位置: 下腹中央

这个时候的胎宝宝运动量不是很大, 动作也不激烈, 孕妈妈通常觉得这个时候的胎动像鱼在游泳, 或是"咕噜咕噜"吐泡泡, 跟胀气、肠胃蠕动或饿肚子的感觉有点像, 没有经验的孕妈妈常常会分不清。此时胎动的位置比较靠近肚脐。

孕20～35周

运动量: 大动作、很激烈
孕妈妈的感觉: 非常明显
位置: 靠近胃部, 向两侧扩大

这个时候的胎宝宝正处于活跃的时期, 而且因为长得还不是很大, 子宫内可供活动的空间比较大, 因此胎宝宝胎动较为激烈。孕妈妈可以感觉到胎宝宝拳打脚踢、翻滚等各种大动作, 甚至还可以看到肚皮上突出小手小脚。此时胎儿位置升高, 在靠近胃的地方了。

临近分娩

运动量: 大动作、不太激烈
孕妈妈的感觉: 明显
位置: 遍布整个腹部

因为临近分娩, 胎宝宝已经长大, 几乎撑满了整个子宫, 所以宫内可供活动的空间越来越少, 施展不开, 而且胎头下降, 胎动就会减少一些, 没有以前那么频繁。胎动的位置也会随着胎儿的升降而改变。

计数胎动的意义

　　胎儿在妈妈子宫里的活动，是反映胎儿发育状况、营养状况以及胎儿健康状态的一种客观表现。正常的胎动表示胎盘功能良好，输送给胎儿的氧气充足，胎儿生长发育正常，这是胎儿告诉妈妈的平安信号；同样，胎儿也可能通过异常的胎动，向妈妈传递他正遭遇的危险信息。

　　孕妇坚持每天自己计算胎动的次数，感觉它的强度，可以以此来判断腹中胎儿的状况，在胎儿出现异常胎动时，及早发现问题、及时就医，以减少胎死腹中的概率。

● 胎动突然加快：可能是孕妈妈受强烈的刺激所致。孕妈妈应少去人多的地方，以免被撞到，还要减少大运动量的活动。

● 急促的胎动后突然停止：可能有脐带绕颈或打结。这时孕妈妈要细心观察胎动，有不良感觉立即就诊。

● 胎动突然加剧后停止：提示胎盘早期剥离。建议有高血压的孕妈妈定时去医院做检查，依据医生的建议安排日常生活起居，保持良好的心态，放松心情。

● 胎动突然减少：可能是孕妈妈发热了。建议孕妈妈注意休息，特别要避免感冒。

如何计数胎动

　　从妊娠 7 个月开始至临产前，孕妇可以每天早、中、晚各观察 1 小时。计数胎动一定要定时，不要想什么时候计数就计数，也不是想计数多长时间就多长时间。那种想起来就计数，忘了就不数，有空就多计数几分钟，下一次有事时就少计数几分钟的做法是不正确的。

　　计数胎动时可取坐位或卧位，从胎儿开始作到动作停止记录为 1 次，将 3 个小时的胎动总数乘以 4，即为 12 小时的胎动数。正常胎动数 12 小时内 30 次左右，若下降至 20 次以下，或每小时小于 3 次，说明胎儿宫内有异常，应立即到医院检查。如果每日 3 次计数有困难，可在每日临睡前 1 小时计数 1 次。将每日的数字记录下来，在产前检查时给检查医生看。无论次数多少，只要胎动在正常范围内，且有规律、有节奏、变化不大就是正常的。

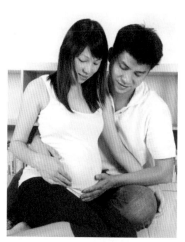

五、贴心医生答疑时间

　　孕中期虽然是整个孕期中相对平稳和舒服的一个阶段，但是也会有一些不适状况出现，特别是有些孕妈妈会出现诸如乳头扁平和凹陷、白带增多等情况。孕妈妈们不要着急，我们这就请专家为您一一解答。

Q　乳头扁平或凹陷怎么护理

　　乳头扁平或内陷明显会导致产后哺乳困难，甚至无法哺乳，乳汁淤积，继发感染而发生乳腺炎。因此，乳头扁平或内陷的孕妈妈，应该在怀孕 5 ~ 6 个月的时候开始设法纠正。

　　以下是推荐给孕妈妈的乳头扁平、内陷的纠正方法。

　　第 1 种：用一手托住乳房，另一手的拇指和中、食指抓住乳头向外牵拉。每日 2 次，每次重复 10 ~ 20 次。

　　第 2 种：两拇指放在乳头左右两侧，下压并由乳头向两侧拉开，牵拉乳晕皮肤及皮下组织，使乳头向外突出。随后将两拇指分别在乳头上下两侧，由乳头向上下纵形拉开。每日 2 次，每次 5 分钟。

Q　内诊出血要紧吗

　　在内诊检查后，有的孕妈妈会出现出血的情况。一般出血非常少，且 1 ~ 2 天就会自然停止。这是由于孕期宫颈口扩张，毛细血管充盈、管壁变薄，轻微的刺激引起微小血管破裂导致的，是很常见的现象。孕妈妈不必过分紧张，内诊本身不会增加流产的概率。正常的妊娠绝不会因阴道检查而流产的。流产的根本原因多是胚胎发育欠佳，体现着自然界优胜劣汰的规则。当然，如果出血量较多就需要及时就诊，因为出血过多是先兆流产的表现之一，需要早期预防。建议孕妈妈在需要内诊的前 1 天晚上，将自己的外阴部位清洗干净，且不要过于紧张。

Q

白带增多、外阴瘙痒怎么办

白带是阴道黏膜的渗出液，由子宫颈与子宫内膜腺体分泌物等混合而成。它与月经一样，是女性正常的生理现象。怀孕之后，女性盆腔的血液供应丰富，会出现白带增多的现象，这是正常的，不必担心。

白带增多时，首先应注意卫生，每天用温开水清洗外阴，但要注意的是不要清洗阴道内部，不要使用肥皂或阴部清洁剂；每天换洗内裤，有太阳时将内裤放在阳光下暴晒，内裤最好选择棉质的、透气性比较好的；为了避免交叉感染，孕妈妈应该使用单独的浴巾和水盆；排便完之后，应该由前向后擦拭，以免把残留的脏物带到阴道里，引起感染。其次，要加强营养，多吃蛋白质、维生素、矿物质含量丰富的食物，如新鲜蔬果、瘦肉等。

孕期的外阴瘙痒，有的是精神因素引起的，有的是外界刺激引起的，更多的则是由于阴道分泌物增多，局部潮湿刺激所致。医学研究证明，妇女在怀孕之后，由于生活有了某些改变，如性交的减少或中断、对妊娠的恐惧心理、失眠等常会引起外阴瘙痒。同时，汗水过多、潮湿也可引起瘙痒；穿质地较硬的内裤，或有的孕妈妈对某些化纤制的内裤过敏也会引起瘙痒；还有使用肥皂清洁外阴引起瘙痒等。

外阴瘙痒是真菌性阴道炎、滴虫性阴道炎、外阴湿疹等疾病的主要症状。出现外阴瘙痒时，除了要注意做到应对白带增多的措施之外，还应做到：忌抓搔阴道及局部摩擦；忌辛辣食物，不吃海鲜等易引起过敏的食物；如果有不适的感觉，应立即就医，检查是否有真菌或滴虫，并及时治疗。

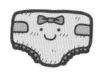

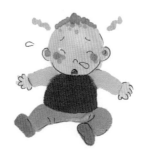

　　随着内分泌和生活饮食习惯的改变，不少孕妇容易出现口腔病变，常见的困扰孕妇的口腔疾病主要有妊娠期牙龈炎、龋齿、牙髓炎及根尖周炎和牙列缺损等，这些口腔疾病病程较长，对孕妇和胎儿的影响较大，因此，积极预防和及时治疗都很重要。

　　医生们对于孕妈妈牙齿疾患的治疗原则是：怀孕前要做一次彻底的口腔检查，一旦发现口腔疾病要及时治疗。但怀孕期间，如果患上口腔疾病，孕中期是一个比较好的治疗时期。此时孕妇的状况稳定，肚子也不会太大，大部分的牙科治疗（如洗牙、牙科补缀、根管治疗等）都可以在这个阶段完成。千万不要被保守的观念束缚，拒绝治疗。怀孕期间，女性的免疫力下降了很多，一些"小病"看似很小，但如果任其发展，后果会很严重。

　　治疗过程中需要注意：孕妇治疗必须做好体位的调节；每次治疗的时间必须加以合理的控制，不宜过长；动作轻柔，尽量避免不良刺激；做好安抚工作，使患者在轻松的环境下接受治疗。

　　子宫过速增大的原因分为几种不同的情况，除了多胎妊娠之外，还有可能发生了以下三种病理性现象。

　　一是巨大儿。巨大儿娩出时由于胎儿过大，难产率较高，这个时候一般不能经阴道分娩，如果勉强牵拉，则容易造成新生儿锁骨骨折、臂丛神经损伤，严重者可能造成上肢瘫痪、新生儿窒息等。

　　二是羊水过多。这会使孕妈妈出现压迫症状，呼吸困难、不能平卧、下肢和会阴部水肿等，因子宫张力过高，容易发生早产，合并内科疾病等。

　　三是葡萄胎。一旦确诊为葡萄胎，就应该进行及时的清宫手术。

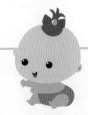

Q

妊娠中遭遇阑尾炎怎么办

妊娠中遭遇阑尾炎，情况比一般人更紧急。因为妊娠时盆腔器官充血，体内肾上腺皮质激素增加，能使炎症迅速发展，容易发生穿孔。穿孔后，大网膜又受子宫阻挡，无法将炎症包裹，就容易发生化脓性腹膜炎，诱发流产、早产或胎儿死亡，对孕妇的危害也增加。有人分析了373例妊娠期阑尾炎后发现，阑尾炎发生在妊娠早期者，孕妇无死亡；中期者，死亡率为3.9%；晚期者，死亡率为10.9%；临产时并发急性阑尾炎，孕产妇死亡率高达16.7%。

孕期发生阑尾炎，大多有持续腹痛、恶心呕吐和发热三大症状。如确诊，应尽快做阑尾切除术，对高度怀疑者，应作剖腹探查。做阑尾切除术时，不宜同时做剖宫产手术，因为炎症可波及子宫腔及子宫切口，与此同时，剖宫产时的出血和羊水流入腹腔，也可助长炎症扩散。

Q

孕中期坐骨神经痛怎么办

在怀孕的中期，如果胎儿的头正好压在孕妈妈的坐骨神经上，孕妈妈就会有疼痛、麻木，甚至伴随着针刺样的感觉，这就是坐骨神经痛。

如果孕妈妈已经确定自己有坐骨神经痛，可以这么做：当疼痛发生时，尝试做做局部热敷，用热毛巾、纱布和热水袋都可以，热敷半小时，可减轻疼痛感觉；也可以每天在盛有温水的浴盆中浸泡，疼痛会慢慢缓解；日常生活中也不能掉以轻心，搬挪物品时，孕妈妈最好不要弯腰，而是采用下蹲的姿势；在坐的时候可以将椅子调到舒服的高度并在腰部、背部或颈后放置舒服的靠垫，以减轻腰酸背痛等不适；注意不要坐或站立太久，工作约1小时就要休息10分钟，起来活动活动或轻轻伸展四肢；采用舒服的姿势睡眠，可将枕头垫在两腿间或肚子下面；每星期练习几次瑜伽也是减轻疼痛的好方法，症状轻微者，可以在家做居家按摩操。

头晕眼花是孕期常见的症状，孕妈妈往往会头重脚轻，走路不稳甚至晕厥。每个人的体质不同，有的孕妈妈在整个怀孕期间都会被此类问题困扰。引起头晕眼花的原因除了压力和疲劳之外，主要有以下几种。

● 血压偏低，大脑缺血：在怀孕的早、中期，胎盘的形成会使孕妈妈的血压有一定程度的下降。这种生理性血压下降，会使流到大脑的血流量减少，造成脑血供应不足，使脑部缺血缺氧，从而引起头晕，尤其是突然站立或乘坐电梯时容易发生晕倒。这种一时性的脑供血不足，随着心率的加快、心搏出量的增加，会逐渐改善，头晕也会逐渐消失，一般到孕晚期时就会恢复正常。出现这种情况时，孕妈妈尽量不骑自行车，以免跌伤；如果头晕发作，要立即坐下或平卧，以阻止头晕加剧；避免久站。

● 进食过少，血糖偏低：有的孕妈妈由于食欲不振，吃得很少，导致血糖偏低，细胞能量减少，这时就容易出现乏力、头晕眼花、冷汗等不适症状。这类孕妈妈早餐要吃得多些，质量也要好些，保证有牛奶、鸡蛋等，还可随身携带奶糖，一旦出现头晕，马上吃奶糖可使头晕症状得到缓解。

● 体位不妥，压迫血管：孕妈妈长时间仰卧或躺坐于沙发中会感到头晕，而在侧卧或站立时则无此感觉，这属于仰卧综合征。孕妈妈仰卧或躺卧时，沉重的子宫压在位于后方的下腔静脉上，影响了回到心脏的血流量，导致心脑供血减少，引起头晕、胸闷不适。孕妈妈如果发生此类头晕，应马上采取侧卧或半躺坐位，缓解头晕。

● 贫血：孕妈妈贫血时，也会有头晕眼花的表现。这类孕妈妈平时应摄入富含铁质的食物，如动物血、猪肝、瘦肉等。一旦发生贫血，应紧急纠正贫血。

Q

腹泻怎么办

　　孕妇腹泻，如果不是很严重的话，可以多喝水，积极补充因腹泻丢失的水分和电解质，注意休息和清淡饮食。也可服用微生态制剂，如益生菌，调整肠道菌群，减少大便次数。能不吃药就尽量不要吃药，要知道平常使用的抗生素和抗原虫药物，还有其他药物如四环素类、磺胺类等都对胎儿有所影响。

　　大便次数多时，可以使用肠道黏膜保护剂，它具有吸附致病菌和止泻抗菌的双重作用。但是，孕妈妈应该谨慎用药，即使是被认为对孕妇没有伤害的药物，服用时最好也要在医生的指导下进行。

Q

检查出贫血怎么办

　　由于母体可以对低血红蛋白进行代偿，所以轻微的贫血并不会对孕妈妈和胎儿造成很大的危害，但是严重贫血就可能会导致早产、死胎或者新生儿体重过轻。对于中度以上贫血，口服铁剂治疗是十分必要的；另外还需要改善饮食，吃富含铁的食物，例如动物肝脏、血豆腐及肉类，挑食的孕妈妈应该尽快改正，因为有挑食习惯的孕妈妈孕期贫血的概率更大一些；一般来说，在孕中期以后，无论孕妈妈是否存在贫血问题，医生都会给开一些铁剂来补充，这些铁剂在孕期服用是安全的；孕妈妈还要保持良好的情绪，保持好心情，不但可以增强自身机体的免疫力，还可以改善骨髓造血功能，从而起到预防贫血的作用，令皮肤红润有光泽。

Q 检查出可能发生新生儿溶血症，怎么办

既往分娩有过死胎、死产或其新生儿有溶血病史的孕妇，如再次妊娠可能产生新生儿溶血症。这类孕妇要及早检查，如怀疑母子血型不合，要立即采取预防措施。医生要详细询问既往病史，测定夫妇双方的血型和 Rh 因子。如果孕妇血型为 O 型，丈夫为 A 型、B 型、或 AB 型，胎儿就可能发生 ABO 型溶血症；如果夫妇一方为 Rh 阳性，另一方为 Rh 阴性，就可能发生 Rh 型溶血症。可在妊娠期采取下列措施。

● 按医嘱服中药。黄疸茵陈冲剂以及一些活血化瘀理气的药物可以对血中免疫抗体的产生起到抑制作用。

● 提高胎儿抵抗力。在妊娠 24、30、33 周各进行 10 天左右的综合治疗，每日静脉注射 25% 葡萄糖 40 毫升，加维生素 C1000 毫克，同时口服维生素 E30 毫克，每日 3 次；间断吸氧，每日 3 次，每次 20 分钟。

另外，妊娠越近足月，产生的抗体就越多，对胎儿的影响越大。因此，在妊娠 37 周左右应酌情终止妊娠。

Q 孕期发生小腿抽筋怎么办

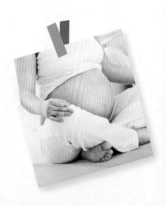

如果孕期发生小腿抽筋，只要将足趾用力向头侧弯曲或用力将足跟下蹬，使踝关节过度屈曲，腓肠肌拉紧，症状便可缓解。为了避免腿部抽筋，应该注意不要使腿部肌肉过度疲劳，不要穿高跟鞋。临睡前可对腿脚进行按摩，平时要多摄入一些含钙及维生素 D 丰富的食品，适当进行户外活动，多接受日光照射，必要时可加服钙剂和维生素 D。

除特殊情况如必须卧床保胎等以外，在妊娠期间还可以适当运动、慢走、游泳、瑜伽等其他的锻炼形式都有助于预防小腿抽筋。

Q

孕期耻骨疼痛主要是由于激素刺激和不断增大的子宫压迫耻骨，耻骨难以承受那么重的负担造成孕妈妈耻骨联合分离导致的。一般来说，耻骨联合分离所造成的骨盆腔不舒服，大多数会在几周内就有明显改善，若还是觉得不舒服，以下几个方法可以缓解不适：睡觉时将一个枕头放置于两腿之间；慢速移动，在床上移动脚和臀部时，应该平行或对称地行动，动作要缓慢；站立或者移动时也要尽量对称，避免一边用力；游泳可以帮助减轻关节压力；避免双腿张开，跨坐；多休息，避免提重物；坐着时在背后放置腰枕，腰枕不能太软，要有一定的硬度，让腰部有一个着力点。

孕期耻骨疼痛怎么办

Q

孕期头痛怎么办

孕期头痛很常见，是一种正常的生理反应，也不需要服用药物。但是孕妇要学会调理自己的身体，补充全面、合理、平衡的营养物质，而且要补充高品质的蛋白质，多食用一些瓜果蔬菜，补充维生素，这对孕妇和孩子都有好处。

如果出现紧张性头痛，那么热敷和冷敷都是可以采取的方式，将热毛巾或者包着冰袋的毛巾放在额头上或者枕骨下方。如果偏头痛发作了，那么冷敷的效果会更好。如果突然间觉得头很痛，此时可以洗个澡来减轻头痛。如果没有条件洗澡，也可以用冷水洗一洗脸。

头痛的一个常见原因是低血糖。如果工作繁忙或者经常外出、旅行等，可以在包中放饼干、水果之类的小零食，但不要直接吃糖，因为这样会导致血糖猛地上升。此外，一定要多喝水，保持充足的水分。如果孕妇已经出现偏头痛的症状，并且不久前还呕吐过，可以稍稍喝一点水，但要避免大口大口地喝。

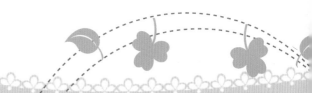

六、教你做暖心准爸爸

进入孕中期，孕妈妈的腹部隆起更加明显，活动更加不便，容易感到疲劳和腰酸背痛。准爸爸要细心留意医生的嘱咐，让孕妈妈多多休息，还要准备营养丰富的食物，为孕妈妈提供更多的营养。

帮孕妈妈记录医生叮嘱

孕妇要定期进行体检，这不仅是对自己负责，也是对胎儿负责的表现，至于孕妇产检时间具体在什么时候，那就要听从医生的叮嘱了。孕妈妈怀孕之后为应付各种生理、心理变化要付出大量的精力，这时就需要准爸爸来帮忙记录医生的各种叮嘱。

除了重要的产检时间之外，医生还有可能对孕妇生活的方方面面提出建议，这就需要准爸爸帮助孕妈妈分门别类地记录下来。例如以下几条。

- 尽量少接触野猫野狗，尤其不要碰动物的粪便，需要接触土壤的时候最好戴着手套，自家的猫狗宠物要做弓形虫检测。

- 不要吃生肉、生鸡蛋，蔬菜水果要吃生的时候一定要清洗干净。

- 尽量不要从事重体力劳动，不要提重物。

- 尽量不要坐浴，不能泡温泉，淋浴水温不要过热，时间不要过长，以免影响到胎宝宝的发育。

- 不能乱吃药。

- 不要饮酒。

不仅如此，在每次见医生之前，准爸爸可以跟孕妈妈一起整理一下一段时间以来的状态，把需要咨询医生的问题记录下来，以便带给医生，一起解答。如果有医生叮嘱了要复诊的情况，更需牢记。

布置一间舒适的婴儿房

　　再过几个月，盼了 10 个月的宝宝就要来到这个世界，准爸爸是时候为宝宝布置房间了。布置婴儿房的首要准则就是安全，除此之外还有很多小细节需要注意。

　　布置房间不可避免地要使用家具和油漆，准爸爸最好选用可信赖的环保产品。选择家具时，尽量不要选择边缘有锐利棱角的产品，避免给孩子造成意外伤害。

　　婴儿房的色彩要鲜亮活泼，鲜艳的色彩有助于孩子情商的发育，还可以激发孩子丰富的想象力，让孩子感到温馨、活泼、快乐。

　　婴儿房的温度以 18 ~ 22℃为宜，湿度最好保持在 50% 左右。空气干燥时可以在室内挂湿毛巾，或者使用加湿器等保持室内一定的湿度。

　　另外，准爸爸在选购婴儿床和床上用品的时候也要注意以下几点。

床垫

　　床垫最好买较硬的，因为在宝宝的发育过程中，过早地使用太软的弹簧床垫，会造成脊柱变形。

婴儿床

　　婴儿的小床应该有护栏，护栏的高度要高于婴儿身长的 2/3。栅栏尽量选择圆柱形的，两个栅栏之间的距离不要超过 6 厘米，防止宝宝把头从中间伸出来。

被褥

　　宝宝的被子最好根据他的身长特制，尺寸大了盖起来沉重，妈妈抱起时也不方便，被子比宝宝身长长 20 ~ 30 厘米是比较恰当的。

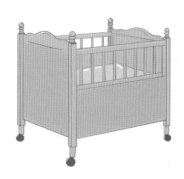

陪孕妈妈一起做胎教

　　胎儿对男性低频率的声音比对女性高频率的声音还要敏感，男性特有的低沉、宽厚、粗犷的嗓音更适合锻炼胎儿的听觉功能，因此，胎儿会对爸爸的声音表现出积极的反应。

准爸爸平时可以为孕妈妈朗读富有感情的散文和诗歌，常同腹中的胎宝宝说话，哼唱轻松愉快的歌曲，给胎宝宝更多的父爱，这对胎宝宝将来建立安全感和健康的人格很有利。每次对话的时间不要太长，内容简洁，语调轻松愉快。有的话可以重复讲，如"宝宝真乖""爸爸在和你说话""听到爸爸的声音了吗"，等等。丈夫这样做对妻子的心理也是极大的慰藉。

胎儿也非常喜欢准爸爸的爱抚。当妻子怀孕后，丈夫可隔着肚皮经常轻轻抚摸胎儿，胎儿会对父亲手掌的移位动作做出积极的反应。

准爸爸参与胎教，能让孕妈妈感受到重视与疼爱，胎儿也能感受到愉快的心情，使得胎儿日后成为一个快乐的孩子，因此准爸爸在胎教中应该扮演一个非常重要的角色，而不是袖手旁观，或者把这件事情完全交给妻子。

另外，夫妻之间要互相体谅、互相谦让，你们的一言一行胎儿都能感觉得到，因此一定要尽量给胎儿营造一个和谐的氛围。

孕妈妈需要准爸爸的赞美

赞美更能激发人内心积极的情绪，生活中我们会随时随地对别人进行赞美，这是人际交往的良好互动。而对于孕妈妈，赞美能够带给她良好的情绪，有利于母体的健康和胎儿的发育。

孕妈妈怀孕后最明显的不同，就是她鼓起的肚子，以及逐渐圆润的身形。曼妙的身材是女性都渴望保持的，然而，大多数孕妈妈在整个孕期会增重 12.5 ~ 17.5 千克，有的体重增加得更多些，也有的会少一些，不管是哪种情况，孕妈妈仍然希望自己是丈夫眼中最美的那个女人。

准爸爸这时候要做的，就是让孕妈妈感觉自己漂亮。要让孕妈妈知道，怀孕后她有一种别样的美，要适当地赞美她，让她相信你的赞美是发自内心的。找出她身上值得夸赞的地方，比如她的微笑、眼睛、大肚子，或者她的勇气。

特别是当孕妈妈情绪低落或者感到沮丧时，准爸爸更要给予鼓励和支持。告诉她一定要相信自己，可以做一个好妈妈，也坚信自己能生育一个健康聪明的可爱宝贝，不要让孕妈妈长时间陷在低落的情绪之中。

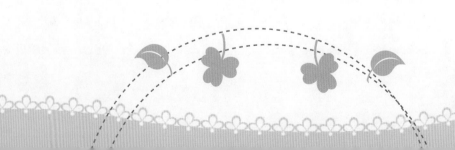

准爸爸的暖心厨房

孕中期饮食要点

增加主食摄入，保证能量供给。孕中期是胎儿迅速发育的时期，这一时期，胎儿不仅身高、体重迅速增加，组织器官也在不断地生长发育，同时孕妈妈的体重也会迅速增加，因此需要的能量也随之增加。

孕妈妈每日尽量吃全五色食材。人们意识到红、白、黄、绿、黑这五种不同色彩的食材含有不同的营养元素，孕中期孕妈妈也可以遵循五色养身法，每日争取吃全五色食材。

季节不同，饮食方法也不同。春季多吃甜食，少吃酸；夏季慎食生冷，多吃苦；秋季少吃辛，多吃酸；冬季多吃热食，补温助阳。

各种米类要经常换着吃。不同种类的米的营养价值不尽相同，功效自然也不一样。因此，各种米要经常换着吃，尤其是孕中期的孕妈妈，营养需求增大，不能只吃大米，糙米、黑米、糯米、小米等都要吃一点。

孕中期所需营养素和明星食材推荐

营养素	推荐原因	推荐食材	配图
蛋白质	孕中期以后，孕妈妈身体的变化、血液量的增加、胎宝宝的生长发育以及孕妈妈每日活动的能量需求，都需要从食物中摄取大量蛋白质。而且优质蛋白质可以帮助建造胎盘，支持胎宝宝脑部发育，帮助合成内脏、肌肉、皮肤、血液等	牛奶、牛肉、鸡肉、鸡蛋、鸭蛋、鱼、虾、大豆、核桃、松子、花生、芝麻等	
铁	铁主要负责氧的运输和储存，参与血红蛋白的形成，将充足的养分送给胎宝宝。孕周越长，胎宝宝发育越完全，需要的铁就越多。适时补铁还可以改善孕妈妈的睡眠质量	动物血液、动物肝脏、菠菜、葡萄干、红枣、花豆、小麦、麦芽、蜜糖等	

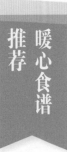

推荐 暖心食谱

虾菇油菜心

原料： 小油菜 100 克，鲜香菇 60 克，虾仁 50 克，姜片、葱段、蒜末各少许。

调料： 盐、鸡粉各 3 克，料酒 3 毫升，水淀粉、食用油各适量。

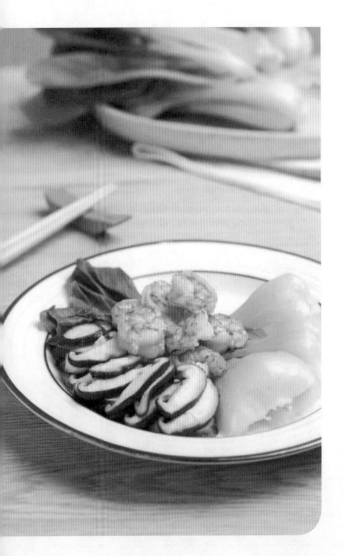

做法：

1. 将洗净的香菇切成小片。

2. 虾仁挑去虾线，放入盐、鸡粉、水淀粉，注入适量食用油，腌渍约 10 分钟至入味。

3. 锅中注水烧开，放入少许盐、鸡粉，再倒入小油菜，煮约 1 分钟至其断生，然后捞出沥干。

4. 放入香菇，搅拌匀，煮约半分钟，捞出沥干。

5. 用油起锅，放入姜片、蒜末、葱段，用大火爆香，倒入香菇、虾仁，翻炒匀，淋入料酒，翻炒至虾身呈淡红色，加入盐、鸡粉，大火快炒至熟。

6. 盛出锅中的食材，摆盘即可。

扫一扫·轻松学

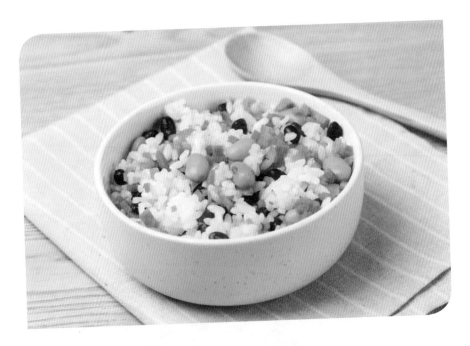

胡萝卜红豆饭

原料： 去皮胡萝卜 55 克，豌豆、水发红豆各
40 克，水发糯米 90 克。

扫一扫·轻松学

做法：

1. 洗净的胡萝卜切碎。

2. 砂锅注水烧热，倒入泡好的糯米，放入洗净的豌豆，倒入泡好的红豆，
放入胡萝卜碎，搅拌均匀。

3. 加盖，用大火煮开后转小火续煮 50 分钟至食材熟软。

4. 揭盖，用汤勺将豌豆压碎。

5. 关火后盛出煮好的饭，装碗即可。

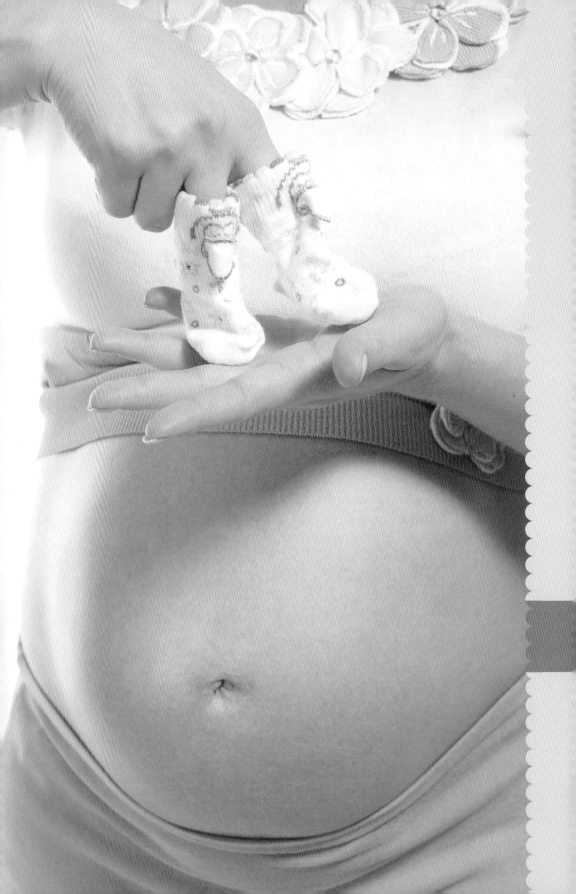

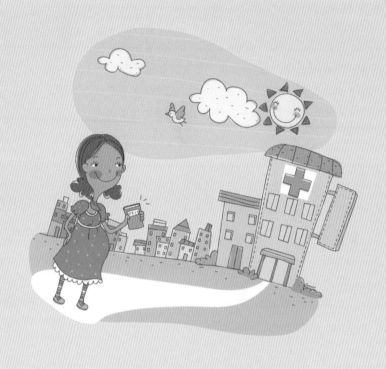

Chapter 4

孕晚期，等候天使的降临

　　孕晚期是另一个具有挑战性的时期。这时，胎宝宝开始对外界的光线、声音刺激做出各种反应，孕妈妈的身体则显得愈发笨重了，各种疲劳和疼痛也会轮番上阵。这期间要进行第五到第八次产检，产检项目涉及胎心监护、妊娠高血压综合征筛查、B族链球菌（GBS）筛查、阴道拭子检查等。

一、母体与胎儿的变化

孕晚期，孕妈妈的腹部继续膨胀，直至胎宝宝发育成熟。孕妈妈身体越发笨重，使行动越来越不便，情绪也会受到影响。胎宝宝的各器官正处于发育的最后阶段，子宫内的空间对于胎宝宝来说，越来越小，随时准备出来跟爸爸妈妈见面了。

孕晚期孕妇的身体变化	
孕8月	·孕妈妈宫高为 26 ~ 32.5 厘米 ·腹部变得更加突出，孕妈妈已经看不到自己脚下，身体沉重，行动更加不便 ·心脏和胃受到压迫，食欲有所下降，还可能出现胃灼热和打嗝的现象 ·阴道分泌物增多，排尿次数也增多了
孕9月	·子宫继续增大，宫高为 29 ~ 36.5 厘米，子宫壁和腹壁变得很薄 ·子宫颈和阴道变得柔软，肚子有鼓胀感 ·腹部继续向前膨胀，下腹部有坠胀感，行动更加笨拙 ·胎儿的头部进入骨盆，子宫底部下垂，孕妈妈胃和胸部的压抑感消失 ·胎头下降，会压迫孕妈妈的膀胱，造成孕妈妈尿频 ·孕妈妈骨盆和耻骨联合处会感到酸疼不适，不规则宫缩的次数增多
孕10月	·宫高为 32 ~ 38.5 厘米，乳房高高隆起 ·子宫已经充满了骨盆和腹部大部分空间，腹部下坠感越来越强烈，下腹部偶尔有阵阵刺痛 ·身体越发沉重，腿部负担加重，常会有抽筋或疼痛的现象出现 ·身体的沉重负担会造成孕妈妈情绪波动较大，紧张、焦躁的情绪经常会出现

孕晚期胎儿的发育情况

孕8月	·胎儿脸上会出现类似微笑的表情，体重增加，宫内活动空间减少了 ·皮下脂肪已初步形成，呼吸系统、消化道等的发育也接近成熟，手指甲已经长出来，视觉已经发育完善，经常在孕妈妈肚子里变换体位 ·头部和四肢继续长大，大脑发育迅速，神经作用更为活跃，已经能够辨认和跟踪光源 ·胎动次数减少，动作也减弱了
孕9月	·身上的胎毛逐渐消退，露出粉红色的皮肤，皮肤变得有光泽 ·体重增加非常明显，增加的体重可达到出生时体重的一半 ·骨骼变得更坚硬，内脏功能已趋于完善，能分泌少量的消化液，开始向羊水中排尿，有微弱的呼吸 ·活动开始变得有规律性，开始遵循昼夜交替的规律
孕10月	·外形与新生儿差不多，表情和动作更加丰富 ·活动越来越少，头部已经固定在骨盆中 ·呼吸系统、消化系统、泌尿系统及心、脑等各器官都已发育完全，属于成熟儿，随时准备出生

二、贴心制订产检日程

　　孕晚期，胎宝宝的发育已基本成熟，到最后1个月随时都有可能出生，为了能够在产前排除一些不利因素，孕妈妈应更加频繁地进行产检，确保在最后的阶段，孕妈妈和胎宝宝都能顺利度过。

孕晚期产检全知道

孕晚期产检项目		检查目的
必检项目	体重	随时监测体重增长情况；孕期体重每周增加值应小于0.5千克
	血压	时刻监测孕妈妈的血压值，谨防高血压和低血压
	宫底高度	了解胎宝宝的大小及增长情况
	腹围	了解胎宝宝的大小及增长情况
	胎心率	有无胎心，胎心率是否正常
	胎位	筛查患唐氏综合征的概率
	B超	筛查胎宝宝体表及器官组织有无异常
	血常规	检查有无贫血
	尿常规	了解肾脏情况
	水肿检查	防止妊娠高血压
	无应激试验（NST）检查	动态监护胎儿20分钟内的活动情况
特殊项目	GBS筛查	防止胎儿分娩时被感染B族链球菌
	心电图复查	高危者心脏功能复查
	羊膜镜检查	用于高危妊娠以及出现胎儿窘迫征象或胎盘功能减退的检测
	肛肠外科检查	诊断孕妈妈是否患有痔疮
	评估分娩方式	评估孕妈妈应采取何种分娩方式

第五次产检

　　孕晚期的产检主要是了解胎宝宝在宫内的情况和孕妈妈的身体状况，为即将出生的胎宝宝排除各种安全隐患，并以适合的分娩方式出生。

孕 28 ~ 31^{+6} 周：B 超评估胎儿体重、胎心监护

　　本阶段，胎儿迅速生长，羊水相对减少，胎儿与子宫壁贴近，胎儿的姿势和位置已经基本固定。这次 B 超检查的结果主要是用于评估胎儿的大小和发育情况，观察胎位是否正常，胎盘、羊水的情况是否正常，还有脐动脉血流情况。这些信息可以判断胎儿的健康状况，并为孕妈妈选择分娩方式提供信息。如果出现胎儿过大或过小、胎位不正等情况，应及时采取措施调整，以免影响分娩的顺利进行。

检查胎儿大小

　　这个阶段，胎儿的正常体重在 2000 克左右，如果胎儿的体重没有达标，说明体重偏轻，胎儿发育过小。过小胎儿出生时可能出现低血糖、低血钙和低体温，增加脑神经伤害的危险等，也可能造成生产时血氧量较低、出生评估分数较低、易吸入胎便造成呼吸困难，增加胎儿窘迫等危险。当产检发现这种状况后，孕妈妈要及时补充营养和调养身体，改善胎儿宫内发育迟缓的问题。

　　当胎儿体重达到或超过 4000 克以及胎头双顶径大于 9.5 厘米时就算作巨大儿了。胎儿过大，不利于孕妈妈顺产，容易使孕妈妈分娩时子宫收缩乏力，产程延长，引起严重的软产道裂伤甚至子宫破裂，损伤膀胱、直肠等，易导致感染，还容易引起胎儿臂丛神经损伤、锁骨骨折、颅内出血、肩难产，严重时可导致新生儿窒息甚至死亡。而且巨大儿出生后发现心脏畸形的比例高于正常体重儿，长大后患肥胖症的概率也较大。

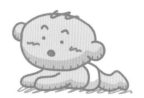

检查胎位情况

胎儿正常的体位是头部朝下，脸部朝向孕妈妈的脊柱，背部朝外，此胎位有利于顺产。胎位异常包括臀位、横位、枕后位、颜面位等。胎位异常会导致继发宫缩乏力，使产程延长，常需进行手术助产，容易发生软产道裂伤，增加产后出血及感染概率。若胎头长时间压迫软产道，还可发生缺血坏死脱落，形成生殖道瘘。

进行 B 超检查确定胎位后，再综合骨盆、胎儿大小、产力等情况，才能决定孕妈妈的分娩方式。这个阶段胎位不正可以纠正过来，因此孕妈妈在生活中应注意姿势，可以用膝胸卧位式或侧卧式进行调整，一般 7 天为一个疗程，调整后需进行复查，才能知道胎位是否回正。

胎心监护

进入孕晚期后，胎心监护是每次产检都必不可少的项目，通过胎心监测，可以了解胎宝宝在宫内的状态，判断其是否健康。胎心监护仪能连续、动态观察和记录胎心率的变化，并可同时配以子宫收缩仪以了解胎心与胎动及宫缩的动态关系进行仔细分析。

胎心监测时，需要将超声波探头放在孕妈妈腹部胎心的位置，固定后，动态监测胎动情况。正常情况下的胎动应为：在 20 分钟内有 2 次胎动，胎心率上升幅度超过 15 次 / 分，持续时间至少是 15 秒。当胎动过少时，胎儿可能处于睡眠期，也可能是胎盘功能不良、胎儿窘迫。孕妈妈可在做胎心监护前，轻轻摇晃或抚摸腹部，或是吃些甜食，将胎儿唤醒，以便能更好地监测胎动。如果胎动过于频繁，胎心监护图呈现不连续的曲线，孕妈妈应休息一段时间再复查。孕妈妈在自我监测胎动时，发现胎动异常，需要及时就医。

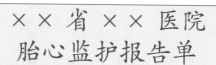

看懂你的产检报告单

胎心监护

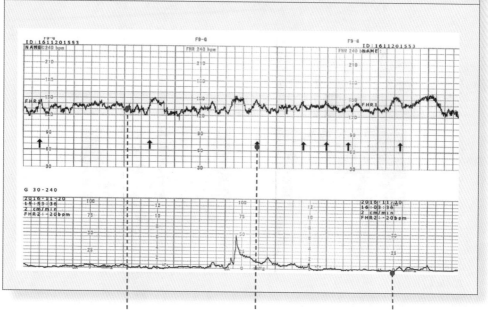

胎心率线：

正常情况下在 120 ~ 160 次 / 分波动，一般表现为基础心率线，多为一条波形曲线，伴随胎动可以看到心率上升，出现一个向上突起的曲线，胎动结束后会慢慢下降。

胎动：

反应胎宝宝在做胎心监护时的胎动，需结合胎心率线和宫内压力线一起分析。

宫内压力线：

为宫缩曲线，示宫内压力，在宫缩时会增高。宫缩曲线的观察在判断胎心减速时起着非常重要的作用。

看懂你的产检报告单

B 超检查

××省××医院
彩色多普勒超声检查报告单

　　　　　　　　　　　　　　　　　　　　　　检查日期：

姓名：　　　　性别：　　　　　年龄：　　　　检查号：

住院号：　　　科别：妇产科　　　床号：　　　设备：

临床诊断：

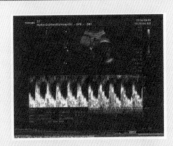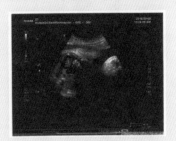

超声所见：

胎儿超声测值：

BPD：85mm　HC：318mm　AC：306mm　FL：67mm　HR：141bpm，律齐 。羊水最大深度：38mm

AFI：94mm　胎盘厚：25mm　脐动脉 V_{max}：50.9cm/s，V_{min}：22.3cm/s，RI：0.55，S/D：2.23。

胎位：头位。

胎儿头部：颅骨呈椭圆形强回声环，两侧大脑半球对称，脑中线居中，侧脑室无明显扩张。丘脑可见、左右对称。

胎儿脊椎：呈两条串珠状平行排列的强回声带，排列整齐连续，两者在骶骨尾部相互靠拢且略向后翘。

胎儿心脏：四腔心切面可见。

胎儿肝胆胃肠：肝、胃、双肾、膀胱可见。双侧肾盂无分离。

胎儿腹壁：腹壁回声连续，脐带插入胎儿腹壁可见，脐带根部未见明显包块。

胎儿四肢：显示一侧股骨并测量其长度，其余肢体部分切面可见。

胎盘着床于后壁，胎盘Ⅰ级。

胎儿颈部可见"U"型压迹。

超声提示：

1.宫内妊娠，单活胎，头位，胎盘Ⅰ级，建议复查。

2.提示：胎儿脐带绕颈一周。

BPD 85mm HC 318mm AC 306mm FL 67mm：

根据以上数据可以推断出被检查者孕周大概在孕 34 周，与按末次月经推算的孕周接近，证明胎儿发育良好。

头位：

提示胎儿的头部位于子宫下部，躯干位于子宫上部，是适合顺产的胎位。

胎盘 I 级：

标志胎盘趋于成熟，多见于 29 ~ 36 周，与被测者胎龄相符。

胎儿颈部可见 "U" 型压迹：

提示胎儿脐带绕颈一周，因为胎儿心律齐，暂不做处理，随时监测胎动，定期做胎心监测。

医生有话说：

本次超声检查为胎儿生长超声检查，主要对胎儿大小进行评估及对六大类严重畸形进行筛查，只有检查报告中"超声描述"的内容，没有描述的胎儿结构不在检查范围内。

第六次产检

这次产检时不少胎儿已经下降到孕妈妈的骨盆，体位基本固定，医生会建议孕妈妈多休息，并进行诸如妊娠高血压综合征（简称妊高征）等常见疾病的排查。

孕32～34⁺⁶周：妊娠高血压综合征筛查

怀孕32周以后是妊娠高血压综合征的高发时期，孕期缺乏营养、年龄因素、有高血压病史或家族史、慢性高血压、慢性肾炎等都可以增加患此病的风险。一般来说，初产妇的发病率更高，一旦发病，危害很大。因此，这次产检必须进行此病症的筛查，以免在之后的妊娠和分娩过程中对孕妈妈和胎儿产生严重的危害。

妊娠高血压综合征的危害

妊娠高血压综合征临床表现为高血压、蛋白尿、浮肿，严重时出现抽搐、昏迷，甚至母婴死亡。患病后如不及时治疗，易引起心脑血管疾病、胎盘早期剥离、子痫、心力衰竭、凝血功能障碍、脑出血、肾衰竭等。对胎儿也有极为不利的影响，会使胎儿出现宫内缺氧、发育迟缓、早产，宝宝出生后低体重，可能会有肺炎、新生儿肺透明膜病等呼吸系统疾病。此病一直是导致孕产妇及新生儿死亡的重要原因，需要积极预防和治疗。

妊娠高血压综合征的筛选检查

在妊娠高血压综合征的筛查项目中，应了解孕妈妈有无头痛、胸闷、眼花、上腹部疼痛等自觉症状，孕妈妈平时出现这些症状时，也应该去医院进行检查，不要等到病情严重时再治疗。在筛选检查中，孕妈妈需要进行眼底检查、体重、血压、尿量、凝血功能、尿常规、心功能、肝肾功能等各项常规检查，还应对胎儿进行发育情况、胎动、B超监测胎儿宫内状况、胎心监护和脐动脉血流等各项常规检查。

看懂你的产检报告单

妊娠高血压综合征预测

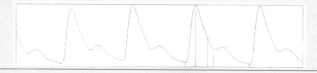

××省××医院
BR-MP 型妊高征监测系统报告单

检查日期：

档案号：	姓名：	年龄：	孕周：
身高：	体重：	收缩压：100 mmHg	舒张压：68 mmHg
孕次：	产次：	电话：	

采样分析波形如下：

检测参数			检测参数		
参数名称	实测值	参考值	参数名称	实测值	参考值
01. 脉率（HR）	75	[50 ~ 100]	19. 左心搏功指数（LVWI）	36.333	[40 ~ 78]
02. 每分心输出量（CO）	5.07	[3 ~ 7]	20. 脉压差（PP）	32	[30 ~ 50]
03. 心脏指数（CI）	2.74	[2.5 ~ 4.0]	21. 平均收缩压（MSP）	87.978	[85 ~ 120]
04. 平均动脉压（MAP）	77.76	[75 ~ 120]	22. 平均舒张压（MDP）	72.655	[65 ~ 95]
05. 肺动脉楔压（PAWP）	14.33*	[6 ~ 12]	23. 冠状动脉灌注压（CCP）	53.669	[60 ~ 70]
06. 血管顺应度（AC）	1.13	[> 1.2]	24. 标准周围（SPR）	1327.4	[1000 ~ 1400]
07. 外周阻力（TPR）	0.95	[0.9 ~ 1.2]	25. 左心室喷血阻抗（VEP）	303.69*	[160 ~ 220]
08. 有效血容量（BV）	4.27	[4.91]	26. 肺血管阻力（PAR）	308.23*	[100 ~ 200]
09. 血液粘度（N）	4.06	[3 ~ 4]	27. 肺动脉压（PAP）	25.794*	[15 ~ 20]
10. 微循环平均滞留时间（MST）	25.28	[16 ~ 28]	28. 还原血液粘度（NP）	3.4833	[3 ~ 4]
11. 妊高征指数（Pi）	0.31	[0.3 ~ 0.4]	29. 微循环半更新率（MHR）	0.0396	[0.04 ~ 0.07]
12. 体重指数（BMI）	24.05	[18.5 ~ 29.3]	30. 微循环半更新时间（MRT）	17.520	[11 ~ 19]
13. 每搏心输出量（SV）	66.947*	[105.]	31. 胎儿发育指数（FGI）	2.7	[-3 ~ 3]
14. 心搏指数（SI）	36.275*	[50 ~ 60]	32. 波形系数（K）	0.38	[0.3 ~ 0.45]
15. 左心室有效泵力（VPE）	1.5562*	[1.97]	33. 体表面积（BSA）	1.85	[无]
16. 心能量有效利用率（EWK）	0.2085*	[0.28 ~ 0.3]	34. 心肌血液供耗率（CMBR）	1.	[> =1]
17. 心肌氧耗指数（HOI）	21.841	[15 ~ 26]	35. 心肌血液灌注量（CMBV）	189.3*	[250 ~ 400]
18. 心肌耗氧量（HOV）	40.309	[24 ~ 42]	36. 心肌血液需要量（CMBN）	245.7*	[250 ~ 400]
			37. 主动脉排空系数（BLK）	0.18*	[0.22 ~ 0.26]

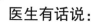

医生有话说：

　　该检查结果提示暂无妊高征可能。该检查可提前一个月预测筛查妊高征高危人群，预测胎儿宫内发育迟缓，减少围产期妊高征向恶性发展及重症患者的死亡率，产检时血压异常者需要进行该项检查。

第七次产检

　　临近预产期，孕妈妈需要为分娩做准备，经过一系列检查后确定分娩的方式。孕妈妈除了常规检查外，还需进行血常规检查，检查孕妈妈在产前有无贫血的情况。

孕 35 ~ 36⁺⁶ 周：GBS 筛查、阴道拭子检查，骨盆测量

GBS 筛查

　　GBS 筛查是在产检时接受 B 族链球菌（GBS）检测，B 族链球菌在孕期对母体和胎儿并不能造成危害，但在分娩时，容易使新生儿发生感染，出现败血症、气喘、肺炎、脑膜炎等疾病。大约 1/4 的妇女阴道存在 GBS，分娩时破水时间越久，感染概率越高。GBS 被证实为围产期母婴感染的主要致病菌之一，在围产医学中占有不可忽视的地位，因此在产检时需筛查母体是否带有此病菌，一旦确认为携带者，应及时使用抗生素预防胎儿被感染。

　　GBS 筛查的对象包括所有妊娠期妇女、GBS 阳性孕妇分娩的新生儿、产程中发生官内感染的新生儿。孕妈妈检查时，应先拭去阴道过多的分泌物，将无菌拭子插入阴道至内 1/3 处，沿阴道壁轻轻旋转取得分泌物，再将同 1 根棉拭子插入肛门，在肛门括约肌上 2 ~ 3 厘米处轻轻旋转取得直肠分泌物，然后将采集的拭子置于无菌管中，密闭送检。

阴道拭子检查

　　阴道拭子检查是女生殖性器官生理病理检查，包括外阴和阴道检查，通过采样，检测孕妈妈阴道是否发生感染。孕妈妈应将外阴清洗干净后，到妇科医院或门诊进行检查。

　　检查时，医生会用医用消毒棉签伸进孕妈妈的阴道提取一些白带，然后进行普通培养，如果结果显示阴性，则表示无细菌感染；如果显示阳性，则表示有细菌感染，需进行治疗。

骨盆测量

　　骨盆测量与分娩方式的选择关系密切，是想顺产的孕妈妈必做的检测项目。每个人的骨盆大小和形态受到个人的身体发育、营养状况、遗传和种族差异的影响而有所不同，骨盆的大小只要在正常值范围内即可。

　　● 骨盆测量的正常值。骨盆外测量：髂前上棘间径值为 23 ～ 26 厘米；髂峰间径值为 25 ～ 28 厘米；骶耻外径值为 18 ～ 20 厘米；出口后矢状径为 8 ～ 9 厘米；坐骨结节间径值为 8.5 ～ 9.5 厘米；耻骨弓角度正常值为 90 度。骨盆内测量：对角径值为 12.5 ～ 13 厘米，坐骨棘间径约为 10 厘米。

　　● 骨盆测量的时间。产前骨盆外测量和骨盆内测量的测量时间有所不同。骨盆外测量应该在第一次产检时候做，也就是孕 12 周左右。骨盆内测量一般会在妊娠 24 ～ 36 周，阴道松软时测量。如果骨盆内测量检查过早的话，会因为盆腔内软组织不够松弛，从而影响操作和准确性，而且盆骨在后期会相应长大。因此，孕早期和中期无需做骨盆内测。骨盆内测量也不宜太晚，否则，临近预产期可能会出现感染或是胎膜早破的危险。

　　● 骨盆测量的方法。测量骨盆时，孕妈妈可先做深呼吸，放松腹部肌肉，缓解紧张的情绪，因为越紧张，医生操作的难度就越大，孕妈妈的痛苦也会增加。此外，测量时不应将臀部抬高，否则会增加测量的难度。骨盆内测量使用的是中骨盆测量器，通过阴道测量骨盆各个骨骼之间的宽度，若坐骨棘间径过小会影响分娩过程中胎头的下降。骨盆外测量使用的是骨盆出口测量器，测量两坐骨结节内缘间的宽度。由于孕妈妈的胖瘦关系会使骨盆外测量存在一定的误差，所以一般会重视骨盆内测量。

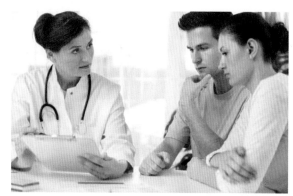

看懂你的产检报告单

血常规检查

××省××医院检验报告单

姓名：	性别：女	年龄：	标本类型：血清
患者编号：	科室：妇产科	床号：	临床诊断：

项目	结果	参考值	单位	项目	结果	参考值	单位
1 白细胞	7.92	3.69 ~ 10.00	10^9/L	13 血红蛋白	↓ 75.0	110 ~ 150	g/L
2 中性细胞值	6.28	1.85 ~ 6.41	10^9/L	14 血细胞比容	↓ 25.9	37.0 ~ 48.0	%
3 淋巴细胞值	1.41	0.60 ~ 4.10	10^9/L	15 平均红细胞体积	↓ 73.1	82.6 ~ 99.1	
4 单核细胞值	0.56	0.11 ~ 0.73	10^9/L	16 平均血红蛋白含量	↓ 21.2	26.9 ~ 33.3	pg
5 嗜酸细胞值	0.09	0.02 ~ 0.46	10^9/L	17 平均血红蛋白浓度	↓ 290	322 ~ 362	g/L
6 嗜碱细胞值	0.03	0 ~ 0.1	10^9/L	18 红细胞分布宽度标准差（SD）	49.7	35.0 ~ 56.0	
7 中性粒细胞比率	62.6	50.0 ~ 70.0	%	19 红细胞分布宽度变异系数	↑ 18.0	10.6 ~ 15.0	%
8 淋巴细胞比率	12.4	20.0 ~ 40.0	%	20 血小板计数	310	101 ~ 320	10^9/L
9 单核细胞比率	4.9	3.0 ~ 8.0	%	21 平均血小板体积	8.3	6.0 ~ 14.0	fL
10 嗜酸细胞比率	0.8	0.5 ~ 5.0	%	22 血小板体积	0.281	0.108 ~ 0.282	%
11 嗜碱细胞比率	0.3	0.0 ~ 1.0	%	23 血小板分布宽度	16.6	15 ~ 17	fL
12 红细胞计数	3.54	3.50 ~ 5.00	10^12/L				

血红蛋白、血细胞比容、平均红细胞体积、平均血红蛋白含量、平均血红蛋白浓度、红细胞分布宽度变异系数：

这张报告单上的检查结果均为下降，共同提示被检查者贫血。

医生有话说：

　　被检查者血红蛋白数值为75.0克/升，是中度贫血，应积极补血，如进食补血口服液、多吃含铁食物，定期复查血常规；如临产前的复查结果还显示贫血，在生产过程中必须备血，以防因贫血危及母婴安全。

第八次产检

　　在这个阶段，除进行常规检查，如血常规、尿常规、血压等外，还需要进行阴道检查、肛门检查、胎心监测、关注羊水变化、B超检查等临产检查。

孕 38 ~ 40 周：临产检查

阴道检查

　　前阴道检查主要是为了解胎头衔接情况和确定胎头位置，当胎头未衔接时，可以监测骨盆形态和大小，从而判断胎头能否顺利通过阴道，顺产会不会有危险；当胎头已衔接时，可了解胎儿先露部以下的骨盆情况，从而确定分娩方式。如果孕妈妈在临产前或生产时，出现阴道流血，通过阴道检查可以确认出血原因，并制订正确的处理方案。此外，剖宫产前必须检查阴道，以掌握手术指征和手术的难易程度，预防并发症的发生。

　　阴道检查的一般方法为：产妇取膀胱截石位或平卧位，常规消毒外阴，铺无菌巾，导尿或排空膀胱。医师按常规洗手、戴手套、穿消毒衣，在产妇外阴消毒后进行检查。医生站在产妇右侧或面向产妇，用左手分开小阴唇，右手以食、中指伸入阴道口向肛门方向挤压，必要时候全手伸入阴道，要求左手摸压宫底，右手仅手指移动触摸，不可用手或手腕移动，这样产妇会比较舒适。在第一产程中，医护人员会每隔2小时做1次阴道检查。如果进展不好，即宫口仍不断增大而胎先露部分不下降，或者宫口和胎先露部分都没有进展，那就表明产程出现了问题，医生会根据情况及时处理。

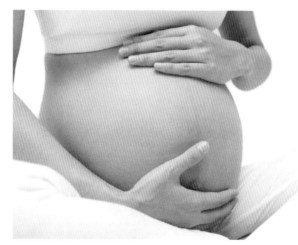

肛门检查

产妇因临产入院，医生都要为其做肛门检查，在临产初期约4小时检查1次。经产妇或宫缩频而强者，间隔时间可缩短。临产后，随着子宫的收缩，宫颈口会不断开大，胎儿的先露部要下降，肛门检查可以观察胎儿先露部的高低与骨盆关系，了解先露与骨盆衔接情况，还可以观察孕妈妈宫颈的容受情况和成熟程度，并做宫颈评分。进入产程后还可以了解宫颈扩展程度、宫颈的厚薄、有无水肿等情况。

肛门检查的一般步骤为：产妇取仰卧位，两腿屈曲分开，检查前用消毒铺巾覆盖阴道口避免粪便污染。医生站在产妇右侧，右手食指戴手套，蘸石蜡油，右手食指先压入肛门，然后慢慢伸入直肠，拇指伸直，其余各指屈曲。用指头掌面移动探知宫颈、胎儿先露部、骨盆和软组织情况。肛门检查易导致感染，因此整个产程中的检查次数不应超过5次。

胎心监测

临产前为了防止胎宝宝发生脐带绕颈、打结等情况，医生会对胎儿进行胎心监测，避免发生胎儿宫内缺氧。除了检查胎儿有没有宫内缺氧的情况，还可以观察孕妈妈子宫收缩的情况，比如宫缩的力度。

临产前胎心监测的方法是：在宫缩间歇时监测胎心。第一产程中潜伏期一般是1小时听1次，活跃期15～30分钟听1次；第二产程一般每隔5～10分钟听1次，每次听诊1分钟。此法能获得每分钟胎心率，但不能分辨胎心率变异、瞬间变化及其与宫缩、胎动的关系。医疗条件较好的医院，可用胎心监护仪描记胎心率曲线观察胎心率变异及其与宫缩、胎动的关系，观察时应每隔15分钟对胎心率监护曲线进行评估，宫缩频繁时每隔5分钟评估1次。此法能比较客观地判断胎儿在宫内的状态，是医院常用的监测措施。

密切关注羊水的变化

羊水在孕妈妈临产时可以起到缓冲作用，避免胎儿直接受到外力的作用。羊水的性状、多少可以很好地反映胎儿在宫内的状况，可作为判断胎宝宝成熟度的依据。羊水一旦破裂，意味着孕妈妈可能要进入生产过程了。

正常的羊水是半透明的乳白色，是含有白色的胎脂、胎儿的毳毛及胎儿脱落的鳞状上皮细胞的液体。当羊水变为黄色时，表明有少量胎粪混入羊水；当羊水变为绿色，甚至是深绿色，而且很黏稠时，就说明有许多胎粪混入了羊水中。正常头位分娩的胎儿，在产程中是不应该有胎粪排出的，只有在胎儿缺氧的情况下，胎粪才会排出。当看到羊水变黄、变绿时，就表明胎儿有可能缺氧了，会有危险。因此，在临产时破水后，应密切关注羊水的变化，以便及时发现问题并采取措施。

临产时，有些孕妈妈分不清从阴道流出的液体是尿液还是羊水，其实区分两者很简单。一般尿液的气味比较刺鼻，而羊水的味道比较清淡，有些还伴有体香。孕妈妈还可以将特定的化学试纸放入阴道里进行测试，如果试纸沾湿后显示深绿色，那么就是羊水破了。

B 超检查

临产前孕妈妈要进行最后一次 B 超检查，以检查胎儿的健康状况，并最后确定分娩方式。这次 B 超检查很全面，会检查到胎儿的腹围、股骨长、肱骨长、双顶径、羊水指数、胎盘、胎心、胎位、是否有脐带绕颈等。检查前，孕妈妈应放松紧张的情绪，不要因为即将到来的分娩而产生过分恐惧的心理，也不要太劳累，准爸爸尽量陪同孕妈妈做最后的产检。若在产检中出现突发状况，应积极配合医生。

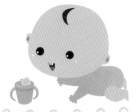

B 超检查

××省××医院
彩色多普勒超声检查报告单

检查日期：

姓名：　　　性别：　　　年龄：　　　检查号：

住院号：　　　科别：妇产科　　　床号：　　　设备：

临床诊断：

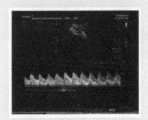 

超声所见：

胎儿超声测值：

BPD: 93mm HC: 324mm AC: 337mm FL: 75mm HR: 158bpm，律齐 羊水最大深度: 65mm AFI: 119mm 胎盘厚: 28mm 脐动脉 Vmax: 62.5cm/s，Vmin: 29.2cm/s，RI: 0.49，S/D: 1.96。

胎位：头位。

胎儿头部：颅骨呈椭圆形强回声环，两侧大脑半球对称，脑中线居中，侧脑室无明显扩张。丘脑可见、左右对称。

胎儿脊椎：呈两条串珠状平行排列的强回声带，排列整齐连续，两者在骶骨尾部相互靠拢且略向后翘。

胎儿心脏：四腔心切面可见。

胎儿肝胆胃肠：肝、胃、双肾、膀胱可见。双侧肾盂无分离。

胎儿腹壁：腹壁回声连续，脐带插入胎儿腹壁可见。

胎儿四肢：显示一侧股骨并测量其长度，其余肢体部分切面可见。

胎盘着床于后壁，胎盘Ⅱ级。

胎儿颈部可见"U"型压迹。

超声提示：

1.宫内妊娠，单活胎，头位，胎盘Ⅱ级。

2.提示：胎儿脐带绕颈一周。

胎盘着床于后壁：
提示胎盘位置不影响顺产。

羊水最大深度 65mm（毫米）：
孕晚期羊水深度应保持在 30 ~ 70 毫米，以免危及母体和胎儿，B 超提示羊水深度正常。

胎盘 II 级：
提示胎盘已经成熟，可以分娩。

胎儿颈部可见"U"型压迹：
提示胎儿脐带绕颈一周，因为胎儿心律齐，无太大影响，且不影响顺产。

医生有话说：
在临产前大部分医生都会让孕妈妈做一次 B 超检查，以免因为胎宝宝的变化而让医生判断失误。此时 B 超检查所要注意的指标有很多，如胎宝宝的腹围、股骨长、肱骨长、双顶径、羊水指数、胎盘、胎心率、胎位、是否有脐带绕颈等，这些都与孕妈妈的分娩密切相关。

尿常规

××省××医院检验报告单

姓名:　　　　　　性别: 女　　　　　年龄:　　　　　　　样本类型: 尿液
住院号:　　　　　　科室: 妇产科　　　　床号:　　　　　　临床诊断:

项目	结果		单位	参考值
1 葡萄糖	-	0	mmol/L	-
2 亚硝酸盐（NIT）	-			-
3 潜血（BLD）	-	0	mg/L	-
4 蛋白（PRO）	3+	3.0	g/L	-
5 酮体（KET）	-	0	mg/L	-
6 尿比重（SG）	≤ 1.005			1.003 ~ 1.030
7 酸碱度（PH）	6.5			
8 胆红素（BIL）	-	0	μmol/L	-
9 尿胆原（URO）	-	0	μmol/L	- 或 ±
10 白细胞（LEU）	-	0	个 /uL	-
11 抗坏血酸（VC)	0		mmol/L	0
12 颜色	淡黄色			淡黄色
13 清晰度	清晰			清晰透明
14 镜检	阴性			

蛋白 3+ （3.0g/L）:

尿液中蛋白的含量，提示蛋白尿，在排除为阴道分泌物污染所致的情况下，提示有可能患妊娠高血压或肾脏疾病。需要进一步做尿蛋白定量。

医生有话说:

　　正常孕妇的尿中蛋白可轻度增加，这与体位和肾流量加大、肾小球滤过率增加有关。当尿检出现蛋白后，接着做尿蛋白定量检查，若结果正常，结合正常血压、没有肾脏疾病，有可能为生理性的蛋白尿，则不必太担心。

尿蛋白定量

××省××医院检验报告单

| 姓名： | 性别：女 | 年龄： | 样本类型：尿液 |
| 住院号： | 科室：妇产科 | 床号： | 临床诊断： |

	项目	结果	单位	参考值
1 U	● 24 小时尿量	↑ 3500	ml	1000 ~ 1500
2 pro-u	24 小时尿蛋白定量●	↑ 3850.00	mg/24h	28.0 ~ 141.0

24 小时尿量 3500ml:

尿量明显超出正常值，提示泌尿系统异常。

24 小时尿蛋白定量 3850mg:

24 小时蛋白尿定量可分为：轻度蛋白尿（<500 毫克/24 小时）、中度蛋白尿（500 ~ 4000 毫克/24 小时）、重度蛋白尿（>4000 毫克/24 小时），该检查结果显示为中度蛋白尿，提示可能有高血压、糖尿病、肾脏疾病等。

医生有话说：

尿蛋白定量是指准确测定 24 小时内全部尿液中的蛋白质浓度。尿蛋白定量测定有助于泌尿系统疾病的诊断和鉴别诊断，了解肾脏病变的程度。剧烈运动、重体力劳动、服用利尿剂都会影响检查结果。若此时被检测者血压明显升高，则可诊断为重度先兆子痫，被检测者一定要入院治疗。

三、我的孕晚期产检记录

检查实记

☐ 妊娠晚期产科 B 型超声检查

☐ 血常规　　☐ 尿常规

☐ 宫颈阴道分泌物 fFH 检测

☐ GBS 筛查　　☐ 肝功能

☐ 血清胆汁酸检测　　☐ NST 检查

☐ 复查抗体滴度检查　　☐ 心电图复查

☐ 宫颈检查　　☐ 临产前产科 B 型超声检查

☐ 妊娠期高血压预测

（PS：在做过的检查前的"☐"内打"√"）

医生交代的事情

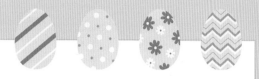

孕妈妈心语

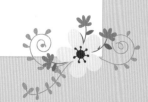

四、私人医生知心话：预防早产

孕晚期是早产的高发期，一旦发生早产，就会产生很多危害，严重者甚至会危害胎宝宝的生命安全。在日常护理中要积极预防早产，降低早产的发生率，不应等到早产发生后才采取治疗措施。

什么是早产

早产是指妊娠在 28 ～ 37 周之内结束的分娩。早产的宝宝有存活和成长的可能，但是各器官功能还比较弱，抵抗力低下，体重也偏轻，养育和护理较正常出生的宝宝更困难，死亡率更高。为了预防早产的发生，在进入孕晚期后，孕妈妈应密切注意身体的变化。

早产的高危因素

发生早产的原因有很多，主要包括孕妈妈的年龄、身体状况、胎儿和胎盘等方面。

孕妈妈的原因

孕妈妈年龄过小或高龄都容易导致早产。孕妈妈年龄过小，身体发育还不完善时，就无法给胎宝宝提供充足的营养和保护，而年龄过大，体质差和抵抗力下降也容易引起早产。孕妈妈长期营养不良，会造成体力不足和无法满足胎宝宝的需求，尤其是严重贫血的孕妈妈，会使组织缺氧，导致子宫和胎盘供氧不足而发生早产。

如果孕妈妈在孕前或孕期患有糖尿病、心脏病、高血压等疾病，或患有急性传染病、慢性疾病，如病毒性肝炎、肾病等，以及生殖器异常，如子宫肌瘤、子宫颈内口松弛等，也会增加早产的发生概率。此外，有过多次人工流产或习惯性流产的女性发生早产的可能性比普通孕妈妈要大，因为流产后会对子宫造成一定的损伤，当子宫功能不全或还未恢复好时，更易发生早产。

胎儿和胎盘的原因

发生过前置胎盘、胎盘早剥、胎膜早破等情况的孕妈妈，往往容易早产，应积极配合医生治疗，采取合理的措施进行护理。此外，怀有双胎或多胎可能会使孕妈妈无法提供足够的营养，而且子宫容量有限也容易发生早产。

早产治疗，预防是关键

由于早产的发病原因主要与孕妈妈、胎儿和胎盘有关，因此在孕妈妈和胎宝宝出现问题时，就应该及早采取预防措施。

定期进行产检

进行产前检查是每个孕妈妈都应该做的，尤其是到了孕晚期，更应该定期体检，随时监测妈妈和胎宝宝的身体变化。当孕妈妈出现营养不良、贫血、妊娠高血压、胎盘前置、胎盘早剥等容易引发早产的病症，或腹部不适、分泌物增加，以及阴道出血等状况时，应及时就医，密切配合医生进行治疗，并采取护理措施。孕妈妈应及时调整身体状态，确保能够顺利度过孕晚期。

提高身体素质

孕妈妈要注意营养的摄取，根据身体的变化补充营养和调整饮食，要适当锻炼，增强免疫力和改善体质。还应充分休息，保证睡眠质量和时间，避免劳累。要注意个人卫生，勤换衣物，避免感染细菌，引发妇科疾病，生活环境也要保持洁净。此阶段孕妈妈行动不便，不要进行长途旅行和去人多的地方，以免身体疲劳和挤压到腹部，引起不适。孕妈妈应选择空气新鲜和阳光较好时出门锻炼，避免在污染严重的天气出门。

放松紧张情绪

紧张、焦虑、产前抑郁等不良情绪与早产的发生密切相关，孕妈妈心理压力越大，早产的发生率就越高。孕晚期，孕妈妈可以多和家人进行沟通，舒缓情绪，不要将注意力都放在不开心的事情上，可以多培养兴趣爱好转移注意力。家人要多开导孕妈妈，尽量满足她的需求，不要在精神上刺激她。如果孕妈妈患有严重的产前抑郁症，可以通过咨询心理医生进行治疗。

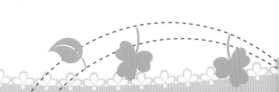

五、贴心医生答疑时间

孕晚期，在产检过程中出现的许多问题需要孕妈妈在生活和饮食上进行调理。不少孕妈妈由于忽视这些不适症状，而使情况更加严重。因此，孕妈妈应该提前了解一些不适症状的预防和治疗措施，以备不时之需。

Q 孕期水肿怎么办

不仅是孕妈妈的小腿，大腿也会出现水肿症状，严重的还会引发其他部位的水肿。当水肿出现后，孕妈妈要从饮食调养和日常护理两方面进行改善。饮食上，孕妈妈要控制盐分的摄入，食物要清淡，因为盐分摄入过多，会加重水钠潴留，从而使水肿更严重。水肿的孕妈妈可以多吃冬瓜、红豆、黑豆等有利于消肿的食物。水肿严重的孕妈妈还应控制水分的摄入，每天饮水不宜超过 1000 毫升，少喝饮料。日常护理上，孕妈妈不要长时间保持同一个姿势，要经常变换姿势，活动一下。睡前可以用温水泡脚，躺下休息时，可垫高双腿或将双腿抬起，促进腿部的血液循环，减轻水肿症状。产生水肿后，一定要选择一双合适的平底鞋，衣着要宽松，尽量选择纯棉的衣服。

Q 胎宝宝脐带绕颈会不会勒坏

脐带绕颈在孕晚期比较常见，常见原因包括脐带太长、羊水过多或胎儿体型太小等，大部分是绕颈一周，有一些会绕颈两周，绕颈三周的情况较为少见。脐带富有弹性，脐带绕颈后，只要不过分拉扯脐带，一般不会影响脐带的血流，也就不会勒坏胎宝宝，有少数胎宝宝会自行解开脐带。脐带绕颈后，孕妈妈应减少震动，睡眠时宜采取左侧卧位，保证脐带的供血。注意定期数胎动，并在孕晚期加强胎心监护和 B 超检查，根据检查结果，在医生的建议下，选择合适的分娩方式。

Q 胃灼热怎么办

　　孕晚期，孕妈妈体内激素分泌增多，使食管下端的肌肉变得松弛，再加上子宫增大会对胃部造成挤压，容易导致胃酸倒流，使孕妈妈出现胃灼热。为了缓解不适，孕妈妈应坚持少食多餐的饮食原则，尤其是晚上不可摄入太多食物，不要吃辛辣、太酸、油炸等刺激性食物，以及难以消化的高脂肪食物，也不要喝咖啡、浓茶等饮料。这些食物会使食管肌肉更加松弛，加重不适症状。孕妈妈临睡前要少喝水，可以喝一杯温热的牛奶。睡觉时可适当垫高头部，防止胃酸反流。

Q 健康的孕妈妈也会贫血吗

　　大多数孕妈妈都会出现轻微的贫血症状，即便是身体健康的孕妈妈也不例外。这是因为，孕期母体的营养成分都是被胎宝宝先吸收的，孕妈妈贫血就是因为被胎宝宝优先吸收走了许多铁元素。尤其是到了孕晚期，孕妈妈的血红蛋白会增加20%，需要补充大量的铁，如果铁摄入不足，很容易发生贫血。轻度贫血对孕妈妈的身体不会造成太大的影响；当严重贫血时，则会出现头晕、乏力，甚至是早产，使胎宝宝宫内缺氧、生长发育迟缓等。贫血的孕妈妈平时可以适当摄入动物肝脏、牛肉、蛋黄、木耳、海带等富含铁的食物。

Q 孕期肚皮痒是怎么回事

　　怀孕的中、晚期，随着孕妈妈肚子渐渐变大，腹部的皮肤被增大的子宫撑大，皮肤的弹力纤维被拉开，形成妊娠纹，妊娠纹部位通常会有痒感。出现这种情况，孕妈妈不宜用手抓挠，这样只会越来越痒。肚皮痒的时候，可以用手轻轻揉一下，或者用专门的润肤露，能起到缓解作用。孕妈妈还可以通过饮食调养来缓解瘙痒，可多吃一些含胶原纤维的食物，如猪蹄、果仁等，增加皮肤的弹性。另外，要控制体重的增长，因为孕妈妈体重增长过快也会导致皮肤瘙痒。

胎儿宫内生长受限是指胎儿体重低于同龄平均体重的两个标准差，或是低于同龄体重的第 10 百分位数。一般可以根据妊娠时间，通过有规律的产前管理测量子宫大小，推测胎儿的发育情况。胎儿宫内生长受限一般是由于胎儿对氧气和营养的摄入不足引发的。当胎儿生长受限时，孕妈妈的体重增长会变慢甚至停止。当出现这种情况时，孕妈妈应该去医院进行胎盘功能检查。如果胎盘功能正常，孕妈妈应适当调整饮食，增加营养物质的摄入，这样，即使胎儿发育缓慢也不会影响健康；如果胎盘功能不全，就应该改善胎盘功能，促进胎宝宝对氧气和营养的吸收，孕妈妈要多休息和注意活动的姿势，摄入足够的营养，保证胎儿的血流量。病情严重的，则需要入院治疗。

孕晚期，子宫不断增大，会将横膈膜向上顶起，导致孕妈妈的胸腔变小，对隔膜的压力增大，从而影响心肺的活动，加重心脏负担。此外，胎宝宝的生长发育，需要母体提供更多的氧气，因此，经常会造成孕妈妈呼吸急促。当呼吸不畅时，孕妈妈可采用短而浅的呼吸方式，增加呼吸到肺脏的氧气量。平时要减少活动量，让身体得到充分的休息。孕妈妈也可以在空气质量较好的天气到户外散散步，呼吸新鲜空气，增加吸氧量。晚上睡觉的时候更容易发生呼吸急促，孕妈妈宜采取左侧卧位的睡姿，有利于呼吸。孕妈妈如果感觉呼吸困难，并且感觉胎动异常时，应该及时去医院进行胎心监护，如果胎心不正常，说明胎宝宝可能缺氧，孕妈妈需要吸入更多的氧气。缺氧严重的孕妈妈要在医生的指导下采取吸氧措施。

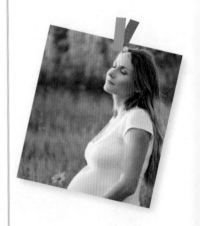

Q 孕晚期静脉曲张怎么办

孕晚期，增大的子宫会压迫腹腔大静脉，使血液回流受影响，从而造成静脉曲张。轻微的静脉曲张不会使孕妈妈感觉疼痛，严重时会感到肢体发胀、酸痛、麻木和乏力。产生静脉曲张后，孕妈妈可穿着医用弹力袜，促进血液流通。休息或睡觉时，孕妈妈可以将枕头或靠垫放在腿下，以抬高双腿，帮助下肢静脉血回流。睡觉时应采取左侧卧位，减轻子宫对下腔静脉的压迫，从而减小双腿静脉的压力。平时还可以让准爸爸帮忙按摩下肢，改善血液循环。

Q 尿失禁怎么办

孕晚期，子宫或胎头会向前压迫膀胱，使孕妈妈排尿次数增多，情况严重的孕妈妈在咳嗽或紧张时会出现尿失禁的现象。出现过这种现象的孕妈妈应该经常排尿，不要等到膀胱内充满尿液时再排尿，千万不能憋尿，以免引起其他不适。一般不建议孕妈妈使用护垫或卫生巾，如果不得不使用，也应该经常更换，保持清洁。孕妈妈还可以在咨询医生后，做一些合适的骨盆放松练习。

Q 过了预产期，怎么办

有些孕妈妈过了预产期还没有分娩的征兆，一般来说，分娩提前或推迟两周都是正常的，孕妈妈不用太担心。当出现这种情况后，孕妈妈应坚持每周进行一次产检，平时在家也要密切注意胎动，一旦发现异常应马上就医。还可以在医生的指导下，吃一些催生助产的食物，通过简单的运动来帮助胎宝宝入盆，锻炼孕妈妈大腿和臀部的肌肉群力量。孕妈妈也可以按摩乳头来促使垂体分泌催产素，引起子宫收缩，一般可在上午和下午各按摩 20 分钟，通过乳头刺激，促使早日分娩。

到了孕晚期，骨盆的伸缩性变大，以给予胎宝宝更多的成长空间，并有利于分娩时胎宝宝通过骨盆。此外，身体分泌的松弛素和黄体素这两种激素也会导致韧带松弛，使得两片耻骨间的距离明显增大，因而容易造成疼痛。疼痛时可以在耻骨处进行冷敷，平时做动作的幅度要小，站立时两腿要对称性地站着，避免使双腿持续分开的动作和跨坐。睡觉时可在两腿之间放一个枕头，起床或翻身时，要尽量平行、缓慢地移动。孕妈妈宜穿柔软、舒适的鞋，使重心更稳，从而减轻疼痛，还可经常做骨盆底肌肉运动和小腹运动，能帮助缓解怀孕对骨盆造成的压力。

Q 耻骨疼痛怎么办

胎儿宫内窘迫大多发生在孕晚期和生产过程中，一般是由母体血液含氧量不足和胎儿心血管系统障碍引起的。当胎儿处于长期严重缺氧的状态时，就可引起胎儿宫内窘迫。出现这种情况后，可通过吸氧使母体血氧含量增加，并通过胎盘血流将氧带给胎儿，以改善胎儿缺氧状态。孕妈妈在调养的过程中，还应定期体检，监测胎儿在宫内的状况，多采取侧卧位姿势休息，改善胎盘供血情况，延长孕周数。若情况严重难以改善，临近分娩时，可根据危险评估，进行剖宫产手术。

Q 出现胎儿宫内窘迫怎么办

孕晚期，胎儿增大压迫盆腔内静脉以及孕妈妈患有某些疾病都可引起阴道出血。例如患有宫颈炎时，阴道会有少量出血，一般随白带一起排出；患有前置胎盘时，会有无痛性出血；患有胎盘早剥时，阴道出血会伴有明显的腹痛。当出现以上症状时，应及时就医。临近预产期，如果孕妈妈阴道流出茶褐色或粉红色的血丝，出血量要比月经量少很多，出血前有阵痛，有可能是临产征兆，孕妈妈应放松紧张的情绪，同时保持体力，为分娩做准备。

Q 孕晚期阴道出血怎么办

胎膜早破是指胎膜在产程之前就破裂，容易引起流产、早产和新生儿感染，当出现胎膜早破应立即就医。怀孕不足 34 周胎膜早破的孕妈妈应注意休息，采取左侧卧位，抬高臀部，以减少羊水流出，防止脐带脱垂；还应注意保持外阴的清洁，预防宫腔感染，密切观察自身的体温、心率等变化，并加强对胎儿的检测。临近预产期胎膜早破的孕妈妈，在排除胎位不正、骨盆狭窄、胎儿先露已入盆的情况下，可以等候采取自然生产的方式，如果破膜超过 24 小时仍无临产征兆，则可能需要进行剖宫产。

脐带血里含有造血干细胞，这些干细胞在合适的环境下能够继续分化成熟变成有功能的细胞，有些人认为脐带血里的干细胞可以用来治疗一些比较罕见的疾病，是一种宝贵的医疗资源，因此希望保存下来。需要注意的是，通常保留的脐带血并不能用于自身的治疗，而且不是永久保存有效，因为干细胞会逐渐死亡而失效。目前也没有科学研究证明使用自己的脐带血治疗一些疾病一定是有效的，而且保存费用昂贵。因此，一般来说没有必要保留脐带血。

临产前孕妈妈的身体会出现一些变化，当出现这些变化时，说明产期越来越近了。一般来说，临产前孕妈妈会有下腹坠胀的感觉，这是因为胎儿先露部位下降，会增加骨盆的压力，压迫膀胱、直肠等部位，大小便的次数也会增多。临产前孕妈妈的体重会停止增长，因为此时胎儿的发育已经成熟了。受子宫下段胎头下降的牵拉刺激，假性宫缩也会更加频繁，有时还会出现见红的现象。

六、教你做暖心准爸爸

孕晚期，孕妈妈身体的不适会引起情绪的变化，准爸爸要多点耐心陪伴孕妈妈，安排好孕妈妈的衣食住行，陪同其做产检。准爸爸还要密切注意孕妈妈的需要和身体变化。

记录产检时间、提前了解检查项目

从怀孕开始，准爸爸就应该不时提醒孕妈妈每次体检的日期，尤其是孕晚期，临近预产期，产检更为频繁，孕妈妈在身心压力之下容易搞混，需要准爸爸的及时提醒。

制订产检时间表

孕期要进行九次产检，在第一次产检时，准爸爸就可以咨询医生每次产检的时间，然后根据医生提供的时间，制订一个详细的时间表，并告诉孕妈妈时间表放于何处。每次产检前，准爸爸都应该提醒孕妈妈，尤其是孕妈妈出现健忘的症状后。每次产检完后，准爸爸都应根据医生的建议，在饮食和生活护理上给予孕妈妈贴心的照顾。产检前，准爸爸还应帮助孕妈妈提前预约医生，使产检更为方便。

了解每次产检的项目

每次产检的项目都很多，也会有一些特殊项目的检查，准爸爸可以提前做功课，查找资料，了解这些检查项目的意义，还可提前学习看报告单。在了解每次产检的项目后，可根据这些项目有针对性地帮助孕妈妈预防不适症状，减轻孕妈妈的身体负担。还可在医生的指导下，学会数胎动和观察羊水等，以便在孕妈妈发生意外时，能够及时处理。准爸爸还应做好陪产的准备，因为准爸爸的陪伴会给孕妈妈的心理带来很大的安慰，还能够促进夫妻之间的感情。

提前安排好出行

孕晚期，孕妈妈应减少外出远行，但是有时候需要出门体检或是去空气良好的自然环境中呼吸新鲜空气等，此时准爸爸应提前做好安排。

准爸爸应避免孕妈妈在预产期内出行，因为孕妈妈随时都有可能分娩，如果出门在外，很可能会使分娩无法顺利进行。出发前可在咨询医生后准备防晕车药物，也可以随身携带纱布、止血药品、酒精等临产用品，以防万一。此外，还应查询天气的变化情况，根据天气情况带好衣物。出行前，对目的地的环境状况要进行了解，以免人太多或空气质量差，使孕妈妈发生早产、急产等危险。

留意孕妈妈的变化

孕晚期，孕妈妈会有不少不适症状，这些症状可使孕妈妈身体发生一些变化，准爸爸应及时察觉孕妈妈的变化，并做好护理工作。

孕妈妈可能会出现手脚麻痛、腿抽筋、水肿、便秘等症状，准爸爸可以替孕妈妈按摩，饮食要清淡，以减轻孕妈妈的不适症状。临近预产期，准爸爸还要观察孕妈妈是否有出现破水、腹痛等症状，一旦发现临产征兆，应及时去医院待产，并做好孕妈妈的护理，防止被感染。有些孕妈妈会出现胎膜早破的现象，如果孕妈妈太早出现羊水流出的情况，应引起重视，去医院检查后再采取护理措施。准爸爸还可经常跟孕妈妈一起监测胎动，密切关注胎儿的变化。孕晚期还要注意孕妈妈体重的变化，如果孕妈妈体重增长过快，应该控制其饮食，让孕妈妈减少脂肪和能量的摄入；如果体重增长过慢或停止增长，要检查是否出现营养不良或胎宝宝宫内缺氧等情况。

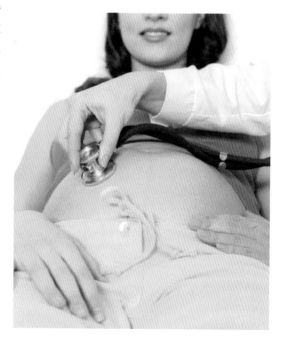

提醒孕妈妈做好准备

怀孕的最后几个月，孕妈妈应该为分娩和迎接宝宝做准备了。孕妈妈心理压力会增大，经常会忘记一些事情，准爸爸应经常提醒孕妈妈该做的准备工作。

学习分娩方式和技巧

临近预产期，准爸爸可以和孕妈妈一起学习分娩知识，如果准爸爸能主动和孕妈妈一起学习一些有助于分娩的方法，会让孕妈妈心理上得到安慰。孕妈妈应正确理解分娩，减轻对分娩的恐惧。掌握正确用力的方法，以便在生产过程中能密切配合医生，减轻分娩过程中的疼痛。准爸爸要多鼓励孕妈妈，让孕妈妈消除对分娩的恐惧。

做好分娩准备

饮食准备

孕妈妈要摄入足够的营养，适当增加能量的摄入，为分娩储存能量，增加体力。准爸爸可以为孕妈妈准备营养丰富且易消化的食物，还可准备有助安眠和平稳情绪的食物，让孕妈妈的身心保持良好状态。

物质准备

准爸爸可以提前了解分娩和入院所需的费用，顺产和剖宫产的预算都应做好，以防万一，然后将钱准备好。分娩所需的物品以及产后宝宝所需的衣物也要准备好，并放在家人都知道的地方。

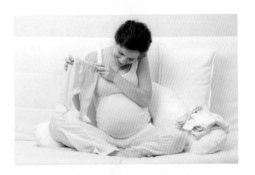

心理准备

分娩前，孕妈妈多少会有一点紧张，准爸爸应该和孕妈妈一起克服恐惧的心理。通过对现代医疗技术和生产环境的了解，增加分娩的信心。家人在这个阶段尽量不要让孕妈妈产生心烦的情绪，让孕妈妈以愉快的心情迎接宝宝的到来。

除了以上准备外，准爸爸还应提醒孕妈妈适当运动，还可以跟孕妈妈一起制订去医院分娩的路线，准备好交通工具。接近预产期时，应提前联系好医院。

准爸爸的暖心厨房

孕晚期饮食要点

控制盐分和水分的摄入。孕晚期孕妈妈的血容量增加到高峰，盐分摄入量过多，容易引起水肿和加重心脏负担，严重的可导致妊娠高血压综合征。傍晚以后，孕妈妈也要控制水分的摄入，以免增加夜间尿频的次数，影响睡眠质量。

减少外出就餐。不少餐馆的卫生环境不达标、食物不新鲜、油分重，如果孕晚期经常出去就餐，容易感染细菌，产生肥胖，引起身体不适。

适当控制进食量。为了避免营养过剩引起肥胖，孕妈妈应适当控制进食量，尤其是高脂、高糖食物，能量摄入不可过量，以免脂肪堆积。

孕晚期所需营养素和明星食材推荐

营养素	推荐原因	推荐食材	配图
蛋白质	孕晚期摄入足够的蛋白质可防止产后出血，增加泌乳量和提高母乳质量	牛肉、猪肉、鸡肉、鸡蛋、豆腐、核桃、花生等	
脂肪酸	孕晚期是胎宝宝大脑迅速发育的时候，脂肪酸是组成脑细胞和神经系统的重要物质，因此需要补充足够的必需脂肪酸	鸡肉、鸭肉、猪肉、花生油、橄榄油、菜籽油、大豆、杏仁等	
铁	铁质若是摄取不足，宝宝出生后容易得缺铁性贫血，分娩过程中易造成孕妇子宫收缩乏力	瘦肉、猪肝、蛋黄、菠菜、木耳、芹菜、海带等	

推荐 暖心食谱

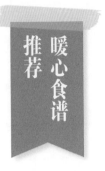 蔬菜骨汤面片

原料： 黄瓜 30 克，胡萝卜 35 克，水发木耳、白菜各 10 克，馄饨皮 100 克，猪骨汤 300 毫升。

调料： 盐、鸡粉各 2 克，芝麻油 5 毫升。

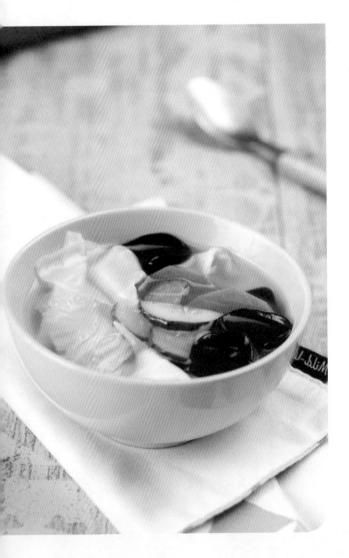

做法：

1. 洗净的黄瓜切片。

2. 洗净去皮的胡萝卜切片，木耳切去蒂，备用。

3. 锅中注入适量清水烧热，倒入猪骨汤，用大火煮至沸。

4. 放入胡萝卜，倒入馄饨皮，拌匀，放入木耳、白菜，拌匀，煮约 3 分钟至食材熟软。

5. 加入盐、鸡粉、芝麻油，拌匀，略煮片刻至食材入味。

6. 关火后盛出煮好的面片，装入碗中，放上切好的黄瓜，盛入适量锅中的汤水即可。

扫一扫·轻松学

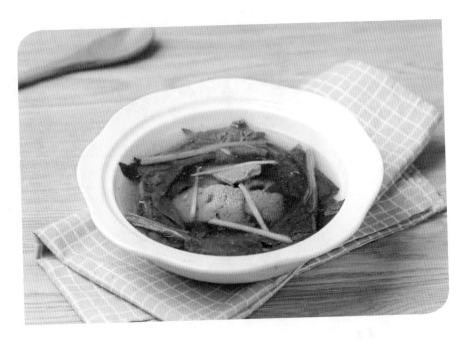

🤰 双仁菠菜猪肝汤

原料： 猪肝 200 克，柏子仁、酸枣仁各 10 克，
菠菜 100 克，姜丝少许。

调料： 盐、鸡粉各 2 克，食用油适量。

扫一扫·轻松学

做法：

1. 把柏子仁、酸枣仁装入隔渣袋中，收紧口袋，备用。

2. 洗好的菠菜切成段，处理好的猪肝切成片，备用。

3. 砂锅中注入适量清水烧热，放入备好的隔渣袋，盖上盖，用小火煮 15
分钟，至药材析出有效成分。

4. 揭开盖，取出隔渣袋，放入姜丝，淋入少许食用油，倒入猪肝片，搅拌
匀，放入菠菜段，搅拌片刻，煮至沸，放入少许盐、鸡粉，搅拌片刻，
至汤汁味道均匀。

5. 关火后盛出煮好的汤料，装入碗中即可。

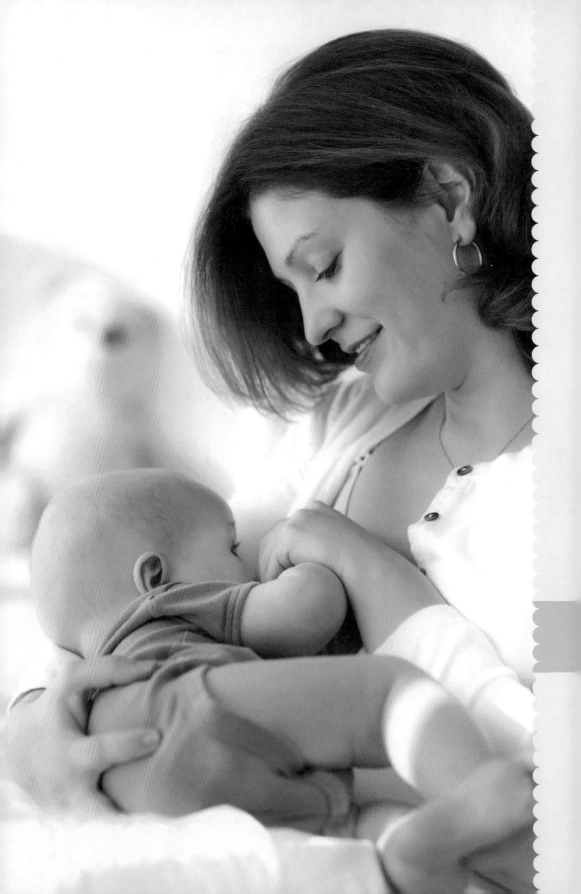

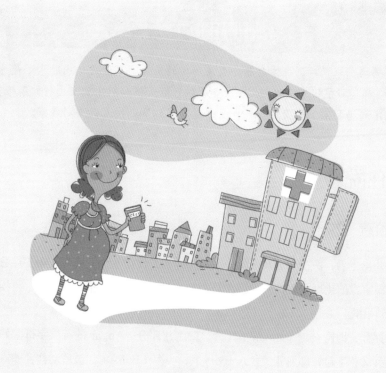

Chapter 5

产褥期，保障母婴健康

　　很多妈妈以为，生下宝宝后就可以告别繁琐的检查项目了。其实不然，产后检查同样重要。对于产后的新妈妈来说，它能及时了解其身体恢复情况，发现产后疾病的苗头，同时还能就新妈妈饮食、睡眠、母乳喂养、身体恢复等问题提供指导。

一、贴心制订产后检查

新妈妈在分娩后，身体自然会发生不少的变化，不管是体内激素还是身体体质等，都和非孕状态不同。产后检查是对产后女性和新生宝宝进行健康检查，旨在确定妈妈和宝宝的身体状况，及早发现产妇和新生儿的多种疾病。

产后住院检查

新生儿检查

新生儿出生后，医生要为孩子做一系列的体检，比如新生儿筛查、阿氏评分等，以便及早掌握宝宝的生理状况，发现宝宝是否存在生理缺陷，尽早开展治疗，将疾病带来的伤害降到最低。

阿氏评分，即阿普加（Apgar）评分、新生儿评分，Apgar 的英文字母刚好对应检查项目的英文首字母，即肌张力（Activity）、心率（Pulse）、皱眉动作，即对刺激的反应（Grimace）、外貌肤色（Appearance）、呼吸（Respiration），是评价新生儿出生时有无窒息及窒息严重程度的一种简易方法。

除此之外，新生儿还要进行其他的检查。

● 称体重：一般宝宝刚出生医生就会带他去称体重，以便评测宝宝在子宫内的发育状况，一般新生儿在出生后一两天内，体重会下降一点。

● 量身长：新生儿出生时平均身长约 50 厘米，这也是医生判断新生儿发育的一个标准。

● 测头围：头围大小可以反映出孩子脑发育是否优良。

● 检查舌系带：舌系带是舌头下面的一根筋，与舌头运动有关。如果孩子的舌系带过短，医生在第一时间发现了，只需一个小手术就可以改变这个情况。

● 检查性器官：男宝宝要检查有无隐睾、鞘膜积液、疝气、尿道畸形等，女宝宝要注意有无疝气、阴唇粘连等。

● 听力筛查：大约30%的耳聋是在胚胎时期病毒感染所致，及早检查可给予及时治疗。现在医院一般在宝宝出生的头几天就会给做听力筛查。若听力测试没达标，妈妈爸爸们也不要着急，这也许是因为羊水还没吸收完，应与医生预约测试时间。

● 黄疸检测：宝宝出生时，医务人员会给他做一次胆红素水平的检查。有条件的话，还应该在出生后3～5天再次检查，因为宝宝的胆红素水平一般这时会达到最高。

产妇情况监测

 分娩后应该仰卧或侧卧休息恢复体力。下体开始排出恶露，故约4小时后，可躺着更换卫生巾。若流血量过多，应立即通知医护人员。同时产后6～10小时内要排第1次小便，若无法排出，可能需要导尿，以免尿液积聚过久导致膀胱炎或肾炎。

产后头3天，子宫会有较剧烈的收缩情况，令下腹产生疼痛，强弱因人而异；若未哺乳，可服用止痛药减轻痛苦。体力恢复后，可慢慢开始下床活动，也可以开始哺乳。开始时乳汁分泌较少，颜色很浅，这是初乳，营养成分丰富。哺乳时，子宫的收缩可能更剧烈，这是子宫恢复的反应，不用过分担心，若疼痛严重，可告知医护人员。

 可以自行到卫生间大小便及更换卫生巾。可以进行简单的清洁，如洗脸、刷牙及清洗下体。每次大小便之后都要使用伤口清洗器清洁外阴部，然后再换上干净的卫生巾。同样要多加休息，每隔2～4小时可坐着哺乳，并可以做一些乳房按摩，以增加乳汁分泌。

第三天 开始可以自由走动、站立，但时间不宜过长。每天早上测乳汁分泌量，检查子宫的恢复情况及会阴部缝合的愈合状况。同时可以开始学习替婴儿更换尿布及沐浴，以及接受一些育儿指导。

看懂产检报告单

新生儿 Apgar 评分表

××省××医院
新生儿 Apgar 评分表

姓名：　　　　　　　　　　　　　　　　　　　　住院号：

体征	出生一分钟内				二评分 终评	三评分 终评
	0分	1分	2分			
心率/分钟	无	< 100	> 100	2	2	2
呼吸情况	无	呼吸浅慢不规则 1~2次/分、哭声弱	呼吸佳、哭声响亮	2	2	2
肌肉张力	松弛 无反应	四肢稍屈曲	四肢活动	2	2	2
弹足底反射或导管插鼻反应（吸清咽黏液后）	无反应	有些动作，如皱眉	哭、喷嚏、咳嗽、恶心	2	2	2
皮肤颜色	青紫或苍白	躯干红，四肢青紫	1	全身发红	2	2	2
总分	9分				10分	10分

抢救情况：无

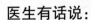

医生有话说：

　　新生儿 Apgar 评分表分别于生后 1 分钟、5 分钟和 10 分钟进行，如婴儿需复苏，15 分钟及 20 分钟仍需评分。1 分钟仅是窒息诊断和分度的依据，5 分钟及 10 分钟评分有助于判断复苏效果及预后。

听力筛查

×× 省 ×× 医院
新生儿听力筛查单

姓名： 性别： 病室： 床号： 住院号： 出生：年 月 日

初检时间：年 月 日 复查时间：年 月 日

检查方法: 1. 耳声发射 (DPOAE/TEOAE) ☑

2. 自动听性脑干反应 (AABR) ☐

检查结果: 右耳: 通过 ☑ 不通过 ☐

左耳: 通过 ☑ 不通过 ☐

意见: 1. 通过，仍需要家长观察，定期体检。 ☑

2. 未通过，请于婴儿 30 天至 42 天到医院复查。 ☐

3. 筛查未通过，请于婴儿出生后 3 个月到医院检查。 ☐

医生有话说：

通过听力筛查，提示在婴儿的外耳道记录到正常的耳声发射反应和（或）听性脑干反应正常，并不能保证孩子的听力一直正常。因为在发育过程中，听力会受到许多因素的影响，特别是早产儿、自身严重疾病或有些具有听力损失家族的宝宝等，即使通过了听力筛查，仍须定期检查，以便及时发现、早期诊断和早期干预婴幼儿听力障碍。

💜 **看懂你的产检报告单**

B 超检查

××省××医院
彩色多普勒超声诊断报告单

检查日期：

姓名：   性别：   年龄：   检查号：

住院号：   科别：妇产科   床号：   设备：

临床诊断：产后 3 天复查

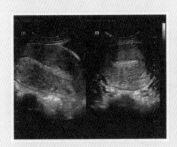 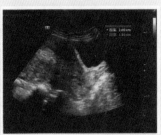

超声所见：

平产术后第3天，子宫前位，轮廓清晰，子宫切面较大，大小约129mm×108mm×88mm，子宫壁回声中等、光点细，分布均匀。宫腔内未见明显异常回声团块，宫腔下段可见范围约26mm×11mm液暗区。宫颈回声尚均匀。

双侧附件区未见明显异常包块回声。

子宫直肠窝未见明显游离液暗区。

CDFI 未见明显异常流血信号。

超声提示：

平产后子宫声像改变，宫腔少量积液声像，请结合临床，建议复查。

子宫切面较大，大小约 129mm×108mm×88mm：

这里的 3 个数值分别表示子宫上下径、左右径和前后径，它们的正常值范围分别是：5.0±1.0 厘米，4.3±0.73 厘米，4.3±0.9 厘米。提示被测者子宫还在恢复期。

宫腔内未见明显异常回声团块：

此处提示宫内无胎膜残留。

宫腔下段可见范围约 26mm×11mm 液暗区：

因子宫直肠窝未见明显游离液暗区，考虑此处的液暗区为宫腔积血，结合此为产后 3 天的 B 超检查，应与产后恶露有关，属正常现象。

医生有话说：

　　产后 3 天的 B 超主要是查看产后子宫中是否有胎膜残存。残存的胎膜需要进行清宫处理，以免影响子宫恢复。根据该 B 超提示该产妇产后子宫恢复尚可，宫内无胎膜残存，不必进行清宫。子宫及其附件未见明显异常。应在产后 42 天复查 B 超。

产后 42 天的检查

一般情况下，除了乳腺器官外，新妈妈的身体在产后 6 周左右，即产后 42 天，也会逐渐恢复至孕前的状态，此时正是去医院检查的好时机。新妈妈应带宝宝到医院做一次全面的健康检查，以评估新妈妈的康复情况和宝宝的生长发育与喂养状况。

产妇的检查项目

称体重

目的是监测产后体重增加的速度。如果发现体重增长过快，应该加强锻炼，并调整饮食，减少主食的摄入，少吃高能量、高脂肪的食物，多吃富含蛋白质和维生素的食物；体重偏轻的新妈妈则要加强营养补充，适当增加能量和脂肪的摄入。

量血压

目的是检查新妈妈的血压是否恢复正常，成年人的正常血压范围为：舒张压 60 ~ 90 毫米汞柱，收缩压 90 ~ 140 毫米汞柱。如果出现血压偏高或偏低的情况，应及时查明原因，并进行治疗，以免引发其他疾病。

血常规和尿常规检查

主要是为了检查新妈妈有无贫血的情况和产后是否发生尿路感染。怀孕期间患有妊娠高血压综合征的孕妈妈，尤其要重视检查血和尿的情况，如果恢复不当，容易转为慢性高血压。

子宫恢复情况检查

主要是了解子宫的大小、有无脱垂等情况。一般而言，产后 4 周左右，子宫就能恢复到正常大小。如果子宫里有残留的胎盘或胎膜组织，或产后子宫收缩不好，子宫恢复的速度就会放慢。检查后可根据子宫的恢复情况判断新妈妈的身体变化，一旦出现恢复较慢的情况，应及时查明原因，并进行治疗。

阴道分泌物检查

查看子宫的恢复情况，根据阴道分泌物的量、色、味，判断是否感染炎症。

盆底检查

盆底肌肉、神经在分娩时会有一定的损伤，恢复不当可引起一系列妇科问题。盆底检查主要检查骨盆底肛门组织肌张力的恢复情况。新妈妈可根据检查结果进行适当的盆底康复锻炼，以收缩盆底松弛的肌肉，恢复肌肉的张力和弹性。

内科检查

这是针对产后有并发症的新妈妈进行的检查，如果新妈妈患有心脏病、肝炎、甲状腺功能亢进和泌尿系统感染等疾病，应到内科做详细检查。

乳房检查

产后哺乳的新妈妈由于乳房内充满乳汁，因此乳房变得十分娇嫩。要检查乳房有无疼痛或肿物，乳汁分泌是否充足，有无胀奶、乳腺堵塞、乳腺炎等情况。

产道检查

检查会阴及产道裂伤愈合情况，是否有充血，以及阴道壁有无膨出。

剖宫产者伤口检查

剖宫产后皮肤伤口需要6～8周才能恢复，如果护理不当很可能会引起伤口愈合不良，这时检查可观察伤口的愈合情况。

除上述检查外，还可向医生咨询产后避孕的方法以及母乳和人工喂养的方法，如正确的母乳喂养姿势和提高乳汁分泌量、乳汁质量的方法等。理论上来讲，新妈妈在产后的第3周开始，就有可能排出卵子，可以采取避孕措施了，尤其是没有进行哺乳的新妈妈在产后6～8周就会恢复月经，可以在医生的指导下选择服用安全的避孕药或上节育环等。

宝宝的检查项目

此次检查是对宝宝生长发育的监测，主要是为了及早发现宝宝生长发育过程中可能存在的缺陷，新妈妈体检时一定不要忘了带着宝宝一起去。

身长　宝宝的身长是衡量骨骼发育的重要指标。正常情况下，出生后42天的宝宝，身长应增加3～5厘米。

皮肤　检查之前有黄疸的宝宝是否恢复正常；检查皮肤是否有发硬；检查宝宝是否存在湿疹、尿布疹等其他皮肤问题。

头围和胸围　宝宝的头围可反映脑发育情况以及脑容量的大小，胸围大小可判断宝宝胸部的发育状况。42天左右，男宝宝的头围和胸围会长到40厘米，女宝宝的头围和胸围稍微小一点。

体重　宝宝的体重是判断体格发育和营养状况的一项重要指标。正常情况下，宝宝出生42天后，体重会增加1千克左右，平均每天可增加30～40克，平均每周可增加200～300克。

心肺　检查宝宝心律、心音和肺部呼吸是否正常。

脐部　检查脐部的愈合情况，以及是否有脐疝、胀气，肝脾是否肿大等问题。

生殖器　主要检查男宝宝是否有隐睾。

发育能力　判断宝宝的发育能力可进行竖头能力和趴抬头能力检查。竖头能力检查：将宝宝扶坐，拉住手臂使他坐直，看他是否能够通过颈部的力量将头部固定住。趴抬头能力检查：让宝宝俯卧，看他是否能够依靠肩、颈的力量抬头。

神经系统反射　通过观察宝宝能否集中注意力、是否能够注视人、是否能够追视喜欢的物体等，检查宝宝行为反射的建立。通过观察宝宝的拥抱反射、觅食反射、握持反射等消退情况，检查出生反射的消退情况，一般这些反射会在宝宝出生后3个月内消退，进而判断宝宝的智力发育情况。

除上述检查外，医院可能还会对宝宝进行尿液和血常规检查，测定微量元素，以确保宝宝的健康。

B 超复查

××省××医院
超声诊断报告单

检查日期：

姓名：　　　　　性别：　　　　　　　年龄：　　　　　检查号：

住院号：　　　　科别：妇产科　　　　床号：　　　　　设备：

临床诊断：

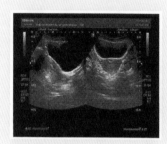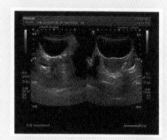

超声所见：

前位子宫，宫体大小约 50mm×42mm×32mm，表面光滑，实质回声中等，光点分布均匀，宫内膜厚约 6.5mm，子宫内未见明显肿块声像。

左卵巢大小约 27mm×18mm，右卵巢大小约 26mm×17mm。

子宫直肠窝未见明显积液回声。

超声提示：

子宫大小正常。

医生有话说：

　　宫体大小表示的数值是在正常值范围内，内膜厚度也在 0.2～1.0 厘米的正常范围之内，表示该被测者子宫已经复原。

二、我和宝宝的检查记录

检查实记

产妇检查

☐ 体重　　☐ 血压　　☐ 肝功能　　☐ 肾功能

☐ 阴道分泌物检查　　☐ 伤口检查　　☐ 产后 B 型超声检查

宝宝检查

☐ 新生儿检查　　☐ 抽血检查

☐ 听力筛查　　☐ 体格检查

☐ 神经系统检查

（PS：在做过的检查前的"☐"内打"✓"）

医生交代的事情

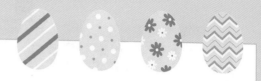

新妈妈心语

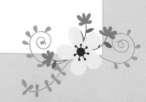

三、私人医生知心话: 远离"坐月子"的误区

"坐月子"关乎着新妈妈的产后恢复,对于众说纷纭的"坐月子"经验,新妈妈可能会充满了迷茫和恐惧。下面罗列了一些误区,新妈妈们应尽量避免。

忽视产后检查

很多新妈妈觉得生下了孩子之后就可以高枕无忧了。其实,生下宝宝后,新妈妈也要注意产后检查。产后检查对新妈妈来说非常重要,它能及时了解新妈妈身体恢复情况,发现产后疾病的苗头,同时还能就新妈妈饮食、睡眠、母乳喂养、身体恢复等问题提供指导。因此,产后检查不可忽视。

"捂月子"

上一辈人认为"坐月子"就需要捂,比如不能外出、要包头巾、不能开窗,就是夏天也要穿得厚些,裹得严实些。对于这些做法,不一定要全部听从。此时的新妈妈和宝宝的身体状况都不允许外出,应该根据室温选择着装,只要不受凉即可。此外,要知道不管哪个季节,宝宝和新妈妈都需要新鲜空气,否则容易引起呼吸道疾病。通风可谓是一种简单、方便、有效的空气"消毒"方法,可以大大减少居室的病菌,因此不开窗是不科学的。但是,开窗时不能形成对流风,更不能让风吹到新妈妈和宝宝。

多喝红糖水

在产后喝红糖水能促进恶露的排出和子宫的复位,但产后喝红糖水并不是越多越好。因为过多饮用红糖水会损坏新妈妈的牙齿,如果在夏天还会导致出汗过多,身体变得虚弱。此外,还会增加恶露中的血量,稍有不慎会引起贫血。

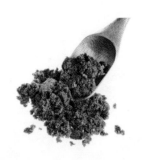

产后喝红糖水的时间以 7～10 天为宜,当新妈妈产后血性恶露和浆性恶露转为白色恶露时就不宜喝红糖水了,以免延长血性恶露的排出时间。

不戴文胸哺乳更方便

不戴文胸哺乳虽然可以图得一时的方便，却会带来诸多的麻烦，如乳汁弄湿衣服带来的尴尬和不适等。实际上，哺乳期戴文胸是有必要的，不会影响奶水量和正常的哺乳。不戴文胸可能会导致乳房下垂，如果长期不使用文胸，经过几个月的哺乳后，乳房可能会有比较严重的松塌。另外，如果不戴文胸，也有可能由于与衣服的摩擦而造成乳头的损伤或疼痛。

"月子"里不刷牙

老观念认为"坐月子"时新妈妈不能刷牙、漱口，否则会造成牙齿松动、脱落，其实这种说法是毫无根据的。"坐月子"时是必须刷牙的，生了宝宝，新妈妈的激素并没有完全恢复，牙龈容易出血，而且生产后会吃很多滋补的食物，如果不刷牙，容易引起口腔疾病，因此肯定要刷牙。

"月子"里要少运动、多卧床

产后运动对产妇身体恢复、子宫复旧、恶露排出都有着很大的促进作用，还可以增加食欲，有助于消化。产妇产后应该尽早活动，做产后保健操。自然分娩的产妇产后 6 ~ 12 小时就可以下地活动，第二天就可以在室内走动，做产后保健操。有会阴部或腹部伤口的产妇可适当推迟下地和做产后体操的时间。

"月子"里不能洗头、洗澡

老观念认为"月子"里产妇不能洗头、洗澡，因为会受风寒侵袭，将来会头痛、身体痛，其实这种说法不科学。在以前，生活条件差，在冷的天气里洗澡、洗头确实很容易让新妈妈着凉，从而落下"月子病"，终身受苦。现在，随着人们生活条件的改善，产妇洗澡、洗头的时候完全可以让温度保持在一个很舒适的状态。在这样的条件下，产妇应该注意个人卫生，正常的洗澡、洗头，勤换内衣，保持皮肤清洁与干燥，避免产褥期感染。

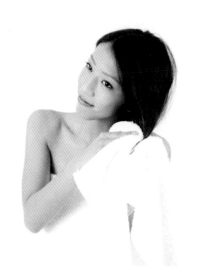

四、贴心医生答疑时间

从医院回到家，新生宝宝的喂养就彻底交给了家长们，不管是新手妈妈还是二胎妈妈，在喂养宝宝的过程中，总有或多或少的困惑。一起来看看私人医生的指导吧。

Q 乙肝妈妈能进行母乳喂养吗

乙肝主要通过血液传播，母乳中的病毒含量远低于血中的病毒含量。目前，我国对乙肝妈妈娩出的新生儿都会常规注射乙肝疫苗和免疫球蛋白，在双重免疫的情况下，乙肝妈妈也是可以实施母乳喂养的。值得注意的是，由于乙肝是通过血液传播的，乙肝妈妈在喂养过程中，要防止乳头皲裂，如果皮肤有损伤，病毒和细菌就容易通过血液进入婴儿口腔。

Q 产后恶露要多久才能排干净

通常，在生产后的 3 ~ 4 天，从阴道流出的恶露会呈现鲜红色，几天之后，会慢慢转变为棕红色或粉红色，大约 10 天后，恶露就会变成棕黄色或乳黄色。对于顺产女性来说，恶露将会维持到产后第 4 周才会结束。由于剖宫产女性是直接开刀生产，在开刀的过程中，医生会一并清理产妇的子宫腔，将一些子宫腔内的血块、胎盘、胎膜等清除干净，因此有些剖宫产女性的恶露只会维持 2 周左右。

Q 性生活多久可以恢复

产后多久能恢复性生活，是依据产妇分娩的方式、身体健康状况等而定，应当在产后 42 天到医院检查时由医生指导。一般情况下，顺产女性合适的性生活时间在产后 2 个月以后。因为自然分娩后的女性生殖器官需要 8 周左右才能恢复正常；剖宫产女性必须要在剖腹产伤口愈合后才能恢复性生活，大概需要 3 个月。

产后需要绑腹带吗

不少新妈妈在产后为了尽快恢复身材，选择产后绑腹带。其实是否需要绑腹带是因人而异的。

对于哺乳的新妈妈来说，使用腹带束缚会勒得胃肠蠕动减慢，影响食欲，造成营养失调、乳汁减少。如果绑得太紧还会使腹压增高，盆底支持组织和韧带的支撑力下降，从而危害新妈妈的健康，造成子宫脱垂、阴道膨出、尿失禁等。

剖宫产的新妈妈在手术后的 7 天内最好使用腹带包裹腹部，可以促进伤口愈合，腹部拆线后不宜长期使用腹带。另外，如果新妈妈内脏器官有下垂症状，最好绑上腹带，对内脏有托举的功效。一旦内脏复原，就要松开腹带。

如何护理乳房

一般新妈妈产后 2～3 天会感到乳房发胀，并可挤出少量乳汁，这是正常的生理变化。为了减少哺乳新妈妈的乳房胀痛，促进新妈妈分泌乳汁，应该采取相应的措施护理乳房。

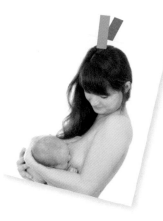

新妈妈产后即可给婴儿喂初乳，1 周左右，乳房由分泌少量初乳进而转为成熟乳。在婴儿尚未吮吸乳头之前，新妈妈要先用棉签蘸植物油浸湿乳头，清除污垢，然后用热水和软毛巾把乳房清洗干净。每次喂奶前，都应该清洗乳头、乳晕。平时保持乳头干燥，勤换内衣。喂奶时要左右乳房交替轮换，防止婴儿偏吃造成双侧乳房不对称。每次喂奶的时间掌握在 15～20 分钟。吸不完的乳汁要挤干净，或用吸乳器吸净，防止乳汁淤积。喂完奶后，还要用手顺乳腺管的方向按摩乳房。

给新生儿测量体温是有很多讲究的。和大人一样，测量体温可以在三个部位进行，分别是腋下、口腔和肛门。不同的测量部位有不同的正常体温范围，其中，腋下体温范围为 36.0 ～ 37.4℃，口腔体温范围为 36.7 ～ 37.7℃，肛门体温范围为 36.9 ～ 37.9℃。

正确地给宝宝测量体温，首先要选择合适的时间，然后选择合适的体温计，再按照正确的操作方法进行测量。口腔测量体温时，宝宝有可能咬破温度计，因此，一般以腋下测量最为方便和常用，测量时如果宝宝腋下有汗，应先用干毛巾将汗擦干再测量，以免影响结果的准确性。如果因宝宝哭闹、多动等原因导致在腋下无法测量时，可在肛门内测量体温。

家长需要注意的是，测量体温之前，需先将温度计甩到 35℃ 以下，然后将水银头一方置于宝宝要测量的部位，测量 5 ～ 10 分钟即可。宝宝刚喝完热水或活动后应先休息片刻，再进行测量。如果宝宝的体温有一点点高，家长不要过于紧张，可采用物理方式降温，过 1 ～ 2 个小时再次测量，并注意观察宝宝是否有其他相关疾病症状，如有恶化则应及时就医。

脐带是新生儿感染的易发部位，如果处理不当，细菌就会乘机通过脐带进入血液，引起新生儿全身性感染，导致新生儿败血症。因此，家长要掌握正确护理新生儿脐带的方法。

脐带没有脱落前要保持脐带干燥，湿衣服或尿布不要捂在肚脐上。发现婴儿脐带布湿了应该及时更换，不要用脏手或脏布去擦肚脐。可以用消毒棉签蘸 75% 的酒精擦拭脐根部，从脐根部中心呈螺旋形向四周擦拭。

脐带脱落后，局部会潮湿或有米汤样液体渗出，可用消毒棉签蘸 75% 的酒精擦净。若发现脐根有肉芽、脓性分泌物、红肿及臭味，可能是发生脐炎，应及时到医院诊治，以免恶化。

Q

怎么知道新生儿生病了

新生儿处于一个特殊的生理发育阶段，生病后常常症状不明显、不典型，不易被人察觉。另外，由于宝宝的免疫系统还不成熟，生病后的表现与成人不同，病情变化迅速，短期内即可恶化，若不及时发现，常会引起不良后果。

一般来说，家人可以从观察新生儿的面色、哭声、吃奶情况、大小便情况以及精神状态等方面来判断宝宝是否生病，其中吃奶情况和哭声是主要的判断标准。

新生儿吃奶减少、吸吮无力，或拒绝吃奶，都是可能生病的早期表现。

当新生儿哭的时候两眼发直，哭声突然、短促而直嗓，或高声尖叫，常是生病的表现，应及早就医。

如果触及新生儿某一部位时哭声加剧，就应该将新生儿衣服和尿布全部脱下来，仔细检查全身各处是否有异常，或检查衣物、尿布上是否有异物。如果是骨折，骨折部位会有肿胀，且碰一下新生儿会痛得很厉害。如果新生儿腹部、背部有严重感染，则局部会产生红肿，抱起来或换尿布时，常常哭声加剧。

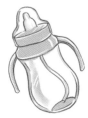

新生儿有时会出现周身或局部皮肤发亮，皮肤和皮下脂肪变硬并有水肿，这种症状称为新生儿硬化病，是由于寒冷造成的损伤。

新生儿，特别是早产儿，体温调节中枢发育不成熟，皮下脂肪薄，血管又多，很容易散发热量，体温易偏低。因此，新生儿需要适宜的温度环境，室温应保持在 25 ～ 26℃。还要保证新生儿摄入足够的奶量，为宝宝发热提供能量。此外，新生儿在分娩时受产伤、缺氧以及产后感染都会使体温下降，诱发硬化病，家长要格外注意。

Q

新生儿皮肤发亮、发硬是怎么回事

大部分新生儿在出生后 2 ~ 3 天，皮肤、眼白和口腔黏膜等处出现黄疸，有轻有重，一般在脸部和前胸较明显，但手心和脚心不黄，尿色正常。正常情况下，出现黄疸时宝宝能吃，精神好，无异常表现，一般 4 ~ 6 天最重，足月儿在出生后 7 ~ 10 天自行消退，早产儿可延迟到第 3 ~ 4 周才消退，这种情况属于生理性黄疸，不需要治疗。

有的新生儿出生后 24 小时内出现皮肤黄疸，并很快加重，2 周后仍不消退；或当消退后又再次出现，大便呈灰白色等，应考虑是病理性黄疸。引起病理性黄疸的原因有很多，需要及时到医院进行检查和治疗。

婴儿还处于发育阶段，鼻腔发育还不完善，鼻腔短小，鼻道狭窄，容易发炎，因此，新手爸妈需要掌握一些小窍门来解决婴儿鼻子不通气的问题。

分泌物堵塞导致宝宝鼻子不通，可以滴一滴乳汁在宝宝鼻腔内，软化鼻内容物，再用棉丝刺激宝宝鼻腔致使宝宝打喷嚏，有利于分泌物的排出。也可以用棉签蘸少量水，轻轻插入宝宝的鼻腔清除分泌物，注意动作一定要轻柔。

无分泌物的鼻堵塞，可以采用温热的毛巾敷于鼻根部，也能起到通气的作用。或者轻轻用拇指和食指从宝宝的眼角处从上往下反复按摩，这样可以促进鼻子周围的血液循环，减轻鼻子堵塞的症状。

宝宝年龄小，还不会擤鼻涕，鼻涕堵塞也可能造成婴儿鼻子不通气。这时候爸爸妈妈可以用吸鼻器帮助宝宝吸出鼻涕，但要注意吸的时候不要太用力，要轻轻地慢慢地吸，一般吸出鼻涕之后宝宝都会感到鼻子通畅了。宝宝感冒时也会出现鼻子不通气的情况，爸爸妈妈要尤其注意。

由于新生儿味觉反射尚未成熟，所以对于吃进去的各种食物的味道并不敏感，可把药研成细粉溶于温水中给新生儿喝。

病情较轻的宝宝可以用奶瓶喂服，但是要把沾在奶瓶上的药加少许开水服净，否则无法达到足够的药量；也可以将溶好的药液用小勺直接喂进宝宝的嘴里，喂药时最好将宝宝的头偏向一侧，把小勺紧贴嘴角慢慢灌入。

病情较重的宝宝可用滴管或塑料吸管吸满药液后，将管口放在患儿口腔黏膜和牙床间慢慢滴入，并按宝宝吞咽的速度进行。若发生呛咳应立即停止挤滴，并抱起患儿轻轻拍后背，严防药液呛进气管。

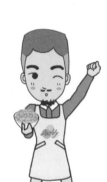

卡介苗是皮内接种，出现的反应较重，而且持续时间也较长，需要家长细心护理。卡介苗一般在左上臂外侧接种，接种后2～3天内注射部位可见有针尖大小、略有红肿的针眼，但很快会消失。在此期间给新生儿洗澡时，应避免洗澡水弄湿注射部位，可在洗澡前用干净的手帕或纱巾包扎此部位。不要经常用手去触摸，以保持清洁，避免细菌感染。

在接种后2～3周若出现局部反应，尤其是有化脓现象时，要经常更换内衣，以免脓液沾在衣服上，使其经常摩擦，进而影响局部溃疡面的愈合，同时也要避免其他细菌感染。在局部形成脓疱时，切不可用手去挤压，以免加重反应。

接种卡介苗后的局部反应，需经过2～3个月才能消失。在此过程中，应尽量坚持母乳喂养，以增强婴儿自身的抵抗力，并保持室内空气新鲜。

五、教你做暖心新爸爸

生完宝宝，新妈妈需要度过长达42天的月子期，照顾宝宝和产妇的重任就交到了新爸爸的手上。为了做暖心爸爸和丈夫，帮助妻子坐好月子，细心呵护宝宝，学习产褥期的各项护理知识尤为重要。

剖宫产护理

剖宫产完全不同于阴道分娩，手术创面广，又和藏有细菌的阴道相通连，有很多并发症和后遗症，因此剖宫产术后加强护理，对于顺利康复是很重要的。

注意剖宫产后的睡觉姿势

产后合理的睡姿对剖宫产新妈妈的身体恢复非常重要。

术后回到病房，需要头偏向一侧、去枕平卧6小时。因为大多数剖宫产选用硬脊膜外腔麻醉，头偏向一侧可以预防呕吐物误吸，去枕平卧则可以预防头痛。

剖宫产6小时后可以垫上枕头并鼓励新妈妈翻身，使麻痹的肠肌恢复蠕动功能，促使新妈妈尽快排气，解除腹胀，还可避免肠粘连。试着采取半卧位的姿势较平卧更有好处，半卧位可以减轻身体移动时对伤口的震动和牵扯痛，同时还能促进子宫腔内积血排出。半卧位的程度一般以身体和床成20～30度为宜。

留心照顾剖宫产伤口

新爸爸要定时查看新妈妈腹部刀口的敷料有无渗血，在新妈妈咳嗽、恶心、呕吐时，要帮助新妈妈用手压住伤口两侧。

及时排尿

留置导尿管一般应在手术后第2天补液结束后拔除，拔除后3～4小时应及时排尿。卧床解不出时，应起床去厕所，再不行，应告知医生，直至能畅通排尿为止。

密切关注阴道出血量

由于剖宫产后子宫出血量较多，在术后24小时内应密切关注阴道出血量，如发现超过正常月经量，新爸爸要及时通知医生。

缓解产后疼痛

分娩是一件很艰巨的任务，需要新妈妈使出浑身解数，挑战身体的极限。任务完成后，身体的诸多不适，尤其是疼痛，会像潮水袭来，让新妈妈坐卧不宁、休息不好，此时的新爸爸要找对方法帮助新妈妈缓解疼痛。

缓解腹部疼痛

分娩后，会出现因宫缩引起的下腹部阵发性疼痛，在喂母乳的时候疼痛会加重，一般在两三天后会自然消失。疼痛时可以利用以下方式缓解。

● 敷热水袋能很好地帮助新妈妈缓解腹部的疼痛，并促进恶露早日排出。

● 如果疼痛比较明显，可以在中医师的指导下服用生化汤，促进恶露排出，也有助于减轻疼痛。

减少会阴疼痛

分娩后，一些自然分娩的妈妈会感到从阴道直到直肠部位，都有点疼。这是因为宝宝出生时，阴道要做到最大程度的扩张，而且要持续一段时间，所以局部肌肉和软组织会发生一定的肿胀。另外，如果在分娩时进行了侧切和缝合，新妈妈在产后更会感到疼痛，特别是使用了真空胎头吸引术和产钳助产的新妈妈，局部组织会受到更大的损伤。此时的新妈妈可以在新爸爸的帮助下用以下方法来缓解疼痛。

● 避免触碰损伤的地方。

● 不要长时间地站立或坐着。

● 至少每4小时换一次卫生巾，确保卫生巾垫得合适牢靠，以免动来动去刺激伤口。

● 小便后用温水冲洗会阴部，并用干净的毛巾轻轻擦干，不要用卫生纸擦拭。大便后要从前往后擦拭，避免把肛门的细菌带到阴道。

● 洗温水浴对缓解阴部痛是很有效的，但只可淋浴，不能洗盆浴。

● 发生便秘的时候不可屏气用力扩张会阴，可用开塞露或液体石蜡润滑肛门，排出大便。

● 坐立时身体重心偏向没有侧切的一侧，既可以减轻伤口受压而引起的疼痛，也可以防止侧切处表皮错开。

● 阴道侧切的新妈妈拆线后头两天避免做下蹲、用力的动作，以防会阴切口裂开。

● 如果疼痛没有减轻，新妈妈不能忍受，必要时可以在医生的指导下吃点消炎止疼的药物，哺乳的妈妈要慎重选择药物。

减轻刀口疼痛

剖宫产术后，随着麻醉药的作用慢慢消失，新妈妈腹部的知觉逐渐恢复，一般在术后数小时，伤口开始剧烈疼痛。新妈妈在打喷嚏、咳嗽或大笑的时候，腹肌会收缩，导致刀口部位疼痛加剧，使新妈妈害怕打喷嚏、咳嗽，不敢开怀大笑。有时新妈妈对疼痛过于恐惧，增加了对痛觉的敏感程度，此时可以尝试下列方法来减轻刀口疼痛。

● 选择镇痛泵来减轻剖宫产后新妈妈的疼痛。镇痛泵是由麻醉医生依据患者止痛需要，选择相应的规格后，预设适当的用药剂量，对术后新妈妈输注止痛药物的一种解除或缓解疼痛的医疗器械。新妈妈可以根据自己的痛觉感受，控制止痛药的用量。

● 在变换体位、咳嗽、打喷嚏的时候，新爸爸要帮助新妈妈用手按住伤口，减轻对伤口的震动和压力，减轻疼痛。

● 给宝宝喂奶的时候，新爸爸要帮助新妈妈将宝宝托起来，或采取夹橄榄球的姿势喂奶，以免压迫伤口加重疼痛。

● 新妈妈要放松心情，新爸爸可以多陪她聊天，给她做做按摩，播放一些轻柔的音乐，让新妈妈的注意力不要集中在腹部的刀口上。

缓解耻骨痛

分娩时，在激素的作用下，使耻骨联合处的软骨溶解，同时由于新妈妈用力过猛，会把耻骨联合撑开，造成耻骨和周围韧带的损伤，产生耻骨部位疼痛。耻骨痛在第一次分娩的新妈妈中更为常见，在产后随着激素作用的减退而逐渐恢复。在耻骨痛期间，可以用以下方式缓解疼痛。

● 减少上下楼梯及走斜坡路的活动，走路时放慢速度，步子不可太大，以免加重耻骨损伤。

● 如果疼痛严重，新妈妈需要卧床休养，可使用弹性腹带固定骨盆，对减轻疼痛有所帮助。

减轻尾骨痛

尾骨位于脊柱的最下端，这个部位疼痛是由于新妈妈的骨盆比较狭窄，而宝宝的个头却比较大，宝宝头部在通过产道时，引起新妈妈盆底肌肉和尾骨损伤导致的。新妈妈在仰卧、坐位或排便用力时，都会感到尾骨痛，特别是坐在硬物上时，疼痛会明显加重。新妈妈可以尝试以下方法减轻尾骨痛。

● 新妈妈在躺着或者坐着的时候，避免疼痛部位接触硬物，新爸爸可以把柔软的垫子或者橡皮圈垫在孕妈妈的痛处。

● 新妈妈不要长时间保持一种体位，要经常变换坐卧姿势，适当下地活动，这样有助于减轻疼痛感。

● 新爸爸可以帮助新妈妈在疼痛部位做热敷和按摩，这样有助于放松局部肌肉，促进血液循环，加快损伤部位的恢复。

缓解乳房胀痛和乳头疼痛

乳房胀痛是分泌乳汁的迹象，第一次分泌的初乳可是宝宝最好的食物，一定要让宝宝多吃，教宝宝正确的吃奶方法。如果给宝宝哺乳后还是肿胀，新爸爸可以给新妈妈试试冷敷法，也可以试试站着洗个热水浴，可以帮助排空乳房。

如果乳头疼痛，可能是喂奶时宝宝没有正确地含住整个乳晕部分，而只是咬着乳头造成的。当乳头发生皲裂时可先用温开水洗净乳头皲裂部分，接着涂以10%鱼肝油铋剂。

这个时候的哺乳方法很重要，可以参照如下方法。

● 宝宝吃奶时先吃疼痛较轻的一侧的乳头。

● 不要强行把乳头从宝宝的嘴里拉出来，可以先把手指伸到他的上下牙龈之间，中断他吃奶，再抽出乳头，避免乳头的损伤。

● 增加哺乳的次数。

● 让奶水在乳头上自然晾干，或者用一些天然油护理乳头，最好在宝宝刚吃过奶的时候涂抹。

带宝宝回家前的准备

　　宝宝刚出生的前几天是在医院度过的，有医护人员护理宝宝。因此，很多家长往往容易忽略出院前的准备工作。其实，出院准备与入院准备同样重要。顺产的新妈妈一般需要住院 3 ~ 5 天，会阴侧切和剖宫产的新妈妈需要住院 5 ~ 7 天。出院前新爸爸要尽量把回家前的事准备好，需要咨询的要及时询问医护人员，并做好迎接困难的心理准备。相关准备如下。

- 详细咨询医护人员育儿指导问题：包括如何抱宝宝、如何哺乳、如何给宝宝洗澡、如何给宝宝穿衣、如何护理脐带、如何观察黄疸有否出现等。

- 准备好出院时新妈妈的衣服，尤其不要忽略头部、颈部和足部的保暖。

- 提前准备好抱宝宝的被子，以防宝宝着凉，最好选用纯棉面料的小被子。

- 新妈妈和宝宝在出院前需要经过医生的检查才可以出院，此时新爸爸可以就新妈妈和宝宝的身体状况咨询医生相关事宜。

- 出院前核对宝宝卡介苗和第一针乙肝疫苗是否接种完成。若未接种，最好查明原因，并与医生预约接种时间。

- 有些医院有 24 小时儿科咨询平台，新爸爸可以记下电话，在家有任何育儿问题可以先打电话咨询。

- 在出院前新爸爸要根据医院相关指导申请并办理出生证明。

- 新爸爸要先将家里的房间通一次风，并且将房间的温度控制在 18 ~ 22℃，湿度控制在 50% ~ 60%。此外，宝宝的床不要正对着空调的出口，并且要远离电暖气 2 米以上的距离，这样才不会对宝宝的健康有影响。

正确地抱起、放下婴儿

新生儿在 8 周以内不能自我控制头部和肌肉力量，因此新爸爸在搬动宝宝的时候一定要托着他的头部和身体，抱起和放下都要处处小心。

抱起仰卧的婴儿

如果婴儿仰卧在床，可以一只手轻轻地放在其下背部及臀部的下面，另一只手在另一侧轻轻放于宝宝头下。这样两只手同时用力，慢慢地抱起婴儿，使宝宝身体有傍靠，头不会向后耷拉。抱起后小心地放到肘弯或肩膀上，使头部有依附。

抱起侧卧的婴儿

婴儿如果是侧睡在床上，抱起时就要把一只手轻轻放在头颈下方，另一只手放在臀下，确保头不耷拉下来，然后轻轻地抬高，让其靠近身体抱住，然后支撑头颈的手轻轻地滑向婴儿的头下方，这样可使头靠在肘部。

抱起俯卧的婴儿

如果要抱起俯卧的婴儿，要先把一只手轻轻放在宝宝的胸部下面，使前臂支住其下巴，再把另一只手放在臀下，慢慢抬高，使其面转向并靠近成人的身体。支撑其头部的手向前滑动，直至婴儿头部舒适地躺在肘弯上，另一只手则放在其臀部及腿部。这样宝宝好像躺在摇篮里一样，就会感到舒适安全。

放下婴儿仰卧

将抱着的婴儿放到床上仰卧，应把一只手置于婴儿的头颈部下方，然后用另一只手抓住臀部，轻轻地放下，手要一直扶住婴儿身体，直到重量已落到床上为止。然后从婴儿的臀部轻轻地抽出手臂，稍稍抬高婴儿的头部，轻轻地抽出另一只手，再慢慢地放低婴儿的头。不要让头向后掉到床上，也不要太快抽出手。

放下婴儿侧睡

如果想让婴儿侧睡在床上，应该在抱着的时候先让婴儿躺在手臂中，头靠着肘部，托着婴儿头部的手臂轻轻落到床上，先轻轻抽出置于其臀下的那只手，扶住婴儿的头，并轻轻抬高，这时再轻轻抽出婴儿头下的那只手，然后慢慢地放下婴儿的头，这样婴儿就可以侧卧在床上了。

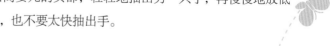

新爸爸的暖心厨房

产褥期的饮食要点

　　以容易消化、清淡的饮食为主。新妈妈的消化功能较差,过于油腻的食物会增加胃肠道负担,损伤脾胃功能。因此,新妈妈应吃些清淡又健胃的食物,如豆腐、玉米粥、蒸蛋等。

　　宜进食精、杂、稀、软的食物。新妈妈产后需要大量营养,以补充分娩和产后哺乳的需要,精、杂、稀、软的食物品种丰富,营养平衡、全面,还能调理产后胃肠道。

　　不宜快速催奶。产后第一周新妈妈大多乳腺管还未完全通畅,产后头两三天不要太急着喝催奶汤,产后第三周可以开始吃催奶食物。

　　增加水分的摄入。乳汁的分泌是新妈妈产后饮水需求量增加的原因之一,此外,新妈妈出汗较多,体表的水分挥发也大于平时。除了多喝温开水,还可以多喝汤。

产褥期所需营养素和明星食材推荐

营养素	推荐原因	推荐食材	配图
蛋白质	哺乳妈妈除了兼顾自身的蛋白质需求,还需要顾及宝宝。新妈妈每日蛋白质供应量为95克,摄取优质蛋白质才能让母乳充沛	瘦肉、牛肉、猪蹄、鱼、蛋、奶、贝类、豆类等	
铁	产妇在生产时出血较多,产后补血不仅能促进新妈妈的身体恢复,还有利于母乳宝宝的营养供给。铁是血红蛋白的主要成分,补血先补铁	动物肝脏、红枣、桂圆、胡萝卜、南瓜、葡萄等	

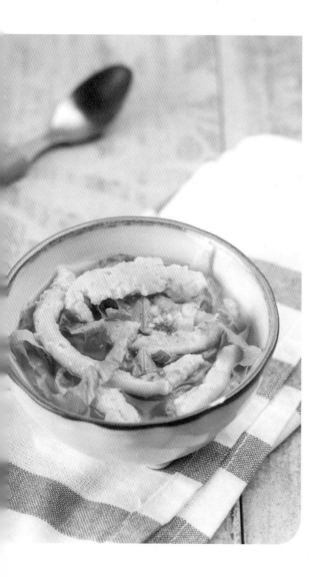

暖心食谱推荐

生菜鱼肉

原料： 鲮鱼 500 克，生菜 200 克，葱 2 根，姜 5 克。

调料： 生粉 10 克，芝麻油 3 毫升，胡椒粉 3 克，盐 4 克。

做法：

1. 洗净的葱切碎，备用。

2. 洗净的姜切末，备用。

3. 洗净的生菜切丝，备用。

4. 鲮鱼剁去鱼头，切开去骨，去皮，取鱼肉剁成泥，放入碗中，倒入姜末、葱花、盐、生粉，注水，拌匀，摔打至起胶，平铺在碟子上。

5. 锅中注水烧开，用筷子或小刀将鱼肉小块小块削进热水锅中，边煮边搅拌，当鱼肉呈条状并浮起后加入盐、胡椒粉，倒入生菜丝，转小火。

6. 倒入芝麻油，适当搅拌一会儿，盛出装碗即可。

扫一扫·轻松学

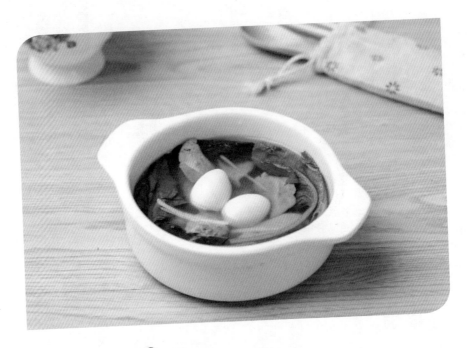

鹌鹑蛋鸡肝汤

原料： 鸡肝120克，姜丝少许，熟鹌鹑蛋100克，枸杞叶30克。

调料： 盐、鸡粉各2克。

扫一扫·轻松学

做法：

1. 洗好的鸡肝切片。

2. 洗净的枸杞叶取嫩叶，待用。

3. 锅中注入适量清水烧开，倒入鸡肝，拌匀，汆去血水，捞出鸡肝，沥干水分，待用。

4. 锅中注入适量清水烧开，放入姜丝、熟鹌鹑蛋，倒入鸡肝、枸杞叶，拌匀，用中火煮约3分钟至熟。

5. 加入盐、鸡粉，拌匀，至食材入味。

6. 关火后盛出煮好的汤料即可。